中医师承学堂
一所没有围墙的大学

医道传承书系

书系主编／刘力红

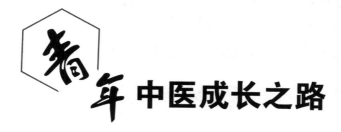

青年中医成长之路

黄靖　赵江滨　左乔建　著

U0307876

全国百佳图书出版单位
中国中医药出版社
·北 京·

图书在版编目（CIP）数据

青年中医成长之路 / 黄靖，赵江滨，左乔建著；刘力红
丛书主编 . —北京：中国中医药出版社，2022.3
（中医师承学堂 . 医道传承书系）
ISBN 978-7-5132-5404-5

Ⅰ . ①青… Ⅱ . ①黄… ②赵… ③左… ④刘… Ⅲ .
①中国医药学—人才培养—研究—中国 Ⅳ . ① R2-4

中国版本图书馆 CIP 数据核字（2022）第 017269 号

中国中医药出版社出版

北京经济技术开发区科创十三街 31 号院二区 8 号楼
邮政编码　100176
传真　010-64405721
三河市同力彩印有限公司印刷
各地新华书店经销

开本 710×1000　1/16　印张 12　字数 180 千字
2022 年 3 月第 1 版　2022 年 3 月第 1 次印刷
书号　ISBN 978 – 7 – 5132 – 5404 – 5

定价　48.00 元
网址　www.cptcm.com

服 务 热 线　010-64405510
购 书 热 线　010-89535836
维 权 打 假　010-64405753

微信服务号　zgzyycbs
微商城网址　https://kdt.im/LIdUGr
官 方 微 博　http://e.weibo.com/cptcm
天猫旗舰店网址　https://zgzyycbs.tmall.com

如有印装质量问题请与本社出版部联系（010-64405510）

内容简介

如何让青年中医成才？如何让青年中医尽快找到学习中医的感觉？尤其是如何让青年中医能够对这门传统医学产生"信"呢？

本书生动展示了黄靖、赵江滨、左乔建三位青年中医求学跟师、独立诊疗、学术研究、带教讲学等一路走来的心路历程。他们的中医成长经历，能够给全国的青年学子提供生动而亲近的参考。

本书是世界中医药学会联合会青年中医培养工作委员会"探寻青年中医成长之路"的案例和范本，是该委员会的重要阶段性成果。

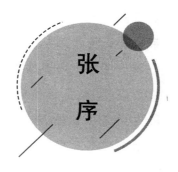

张序

青年中医之路：传承创新发展的"生动示范"

5年前，也就是2017年2月18日，我从世界中医药学会联合会创会副主席李振吉先生手中，接过"青年中医培养工作委员会"的铜牌，担任新一届工作委员会的会长，前辈李振吉先生的发言一直犹在耳畔：

"青年中医的培养对于中医药的发展和国际化至关重要。目前，中国已经推出了中医人才培养的各项举措，对于刚刚成立的青年中医培养工作委员会来说，打造更加多元的培养模式、构建更加灵活的培养机制、形成更加强大的培养动力是青年中医培养工作委员会未来工作主要的任务和挑战。期望青年中医培养工作委员会在未来的工作中能够专注学术发展、人才培养、国际传播的目标，努力推进学科建设、协同创新，培养学术骨干、领军人才，打造中医标准规范和优秀品牌。对外努力开展交流合作，推动中医的国际传播，开展更加丰富、有效的社会服务，同时探求机制、体制和培养模式的创新。希望委员会在一大批青年中医的共同努力下能够快速成长，在未来推动中医药事业更加兴旺、发达。"

5年来，我与工作委员会的诸多同仁一直在努力构建中医药传承创新发展的"青年范本",一直在全国乃至全世界范围内,寻找"青年中医成长之路"的案例和范本。其中,生动展示黄靖、赵江滨、左乔建三位青年中医的求学跟师、独立诊疗、心路历程的《青年中医成长之路》,就是世界中医药学会联合会青年中医培养工作委员会的阶段成果之一,被誉为"《名老中医之路》青年版"。此后,这样的青年示范案例,我们将不断组织推出并正式出版。

如今,青年中医的成长已经成为中医界关注的焦点,"青年中医论坛"类别的学术会议不断举办。世界中医药学会联合会青年中医培养工作委员会携手中国中医药出版社《中医师承学堂》编委会,联合发起"青年中医论坛"学术联盟。共享论坛会议发布平台,共创青年中医修学体系,共建中医传承独立学科,让青年中医发挥更加生动的示范作用,产生更加深远的持续影响。

世界中医药学会联合会青年中医培养工作委员会会长 张 苍
2022 年 2 月于北京

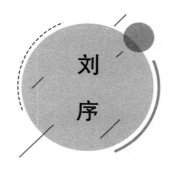

刘序

　　中医的问题千头万绪，但归根结底还是人才问题。我读书的时候乃至毕业后的相当岁月里，听得最多的词就是"老中医"，就是"青黄不接"。邓（铁涛）老甚至带着几分无奈说：中医六十岁才成才。然而时代的步伐越来越快，时代需要中医，时代在召唤中医，时代更是在催促中医，随着各行各业俊才的年轻化，中医也不能例外。

　　2003年，一部记录我跟师体会的《思考中医》出版了，意外地得到了各界的强烈反响。自那时起，如何让青年中医成才，如何让青年中医尽快地找到学习中医的感觉，成为充斥在我胸臆间的主题。

　　孔子生于周末，那是一个礼崩乐坏的年代，但孔子凭借"信而好古"及"述而不作"，奠定了中华文脉的万世基业，中华文化亦因此而传承不辍。好古必须有信古作前提，对比当今时代，年轻一代欲要学好中医，建立"信"是头等的大事。而在现代科技与现代思潮充斥的今天，对古代创立起来的医学产生"信"，是一件艰难的事。也许这次《青年中医成长之路》推选出的三位青年中医同仁的经历能够就此提供一定的参考。

　　建立信无外乎理、事两个途径，或从理上的思考进而理上的通达建立信，或由事上的触动、事上的感动而自然流露出信，但最终两者必须齐备，这个信才可能牢固。而以我个人的经验而言，依止好的老师，往往是建立信的捷径。因此，很想借此机会吁请天下明师，尤其是有传承的明师，敞开门户，纳天下英才而教之。亦希望年轻的朋友们能打破今古的隔阂，敞开胸怀，寻觅良师，响应时代的呼唤，做继往开来的一代中医。

十分荣幸，同有三和的青年中医成长计划被纳入世界中医药学会联合会青年中医培养工作的阶段性成果，更得张苍会长亲为该书作序，在此一并致谢！

刘力红

2022 年 2 月

目 录

卷三　左乔建：做一个讲理的中医

卷一

黄靖：退步原来是向前

黄靖简介

黄靖，女，1979年出生，广西田东人，南宁同有三和中医门诊部负责人、出诊医师。虽管理诸事缠身，仍不辍门诊，每周坚持出诊4次，半日限号25人，并带教进修生。

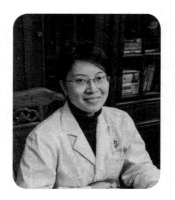

1997年起就读于广西中医学院（现广西中医药大学），2002年起攻读《伤寒论》的理论与临床研究方向硕士学位，师从刘力红教授。

2005年毕业后曾入广西中医学院第一附属医院肿瘤科短暂工作数月，后因广西中医学院经典中医临床研究所（简称"经研所"）成立，被刘力红老师召回研究所，从事临床、学术和行政工作。期间因老师之因缘，得以亲近诸多大德修习中医经典以及传统文化。

2006年5月在刘力红老师的支持和第一附属医院仁爱分院领导默许下，以住院医师身份独立应诊，至2008年半日诊40人左右，在分院小有名声。

2011年，随师创办同有三和中医。曾任广西中医扶阳研究会秘书长。2013年年底，受命创办同有三和中医第一家中医馆——南宁同有三和中医门诊部，并于2014年6月辞去广西中医学院第一附属医院的带编工作，正式离开体制，全力投身到南宁同有三和中医门诊部的申办和经营管理当中。至今，南宁同有三和中医门诊部以纯正的中医特色、良好的疗效和医德口碑在广西当地颇有声誉。

2019年元月起，与同门赵江滨等人组织"百日筑基"临床带教活动，为三和书院选择伤寒一脉的学子临床实践做一接引。2019年下半年，开始分管同有三和学术与专业版块的管理任务，接手三和书院·经典中医临床分院的筹建。同年创办南宁同有三和医药公司。2021年10月30日，三和书院·经典中医临床分院正式启动。

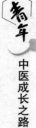
■ 写在前面

如今一晃，我学中医、用中医已经过了 20 年。回头看走来的这一路，如果说自己学习中医有了收获，那也是在老师们的指引下，老老实实地回归了经典，重温了经典的缘故。古圣先贤曾经讲过"求木之长者，必固其根本；欲流之远者，必浚其泉源"，强调了返本溯源的重要意义。在我们学习中医上，道理也是一样的。但凡想要在中医的道路上走得更稳当、更久远，回归经典是一条似迂而反捷的路。

通过大量的临床，进一步印证经典的理法。这个时候再回头去读经典，感觉又不一样了，正如《思考中医》里提到的"苟日新，又日新，日日新"。通过这样的互相参证，越来越感受到中医经典就是一个取之不尽用之不竭的宝库，其中的妙用真是无穷的，只待有心人来挖掘了。

《思考中医》里提到过中医是一个超前的文化，而中医的诞生却是在数千年前；在临床实践中，仍然是数千年前的经典起着源源不断的指导作用；而在医的践行里，人格内在的升华对大医的养成无疑起着决定性的作用。在现代科技高速向前发展的今天，这样的现象仿佛与时代不相契合，然而，这不正应了那句诗"退步原来是向前"吗？

■ 一、从本科到研究生，连续两次被调剂

1997 年，高考掉了链子的我无缘于法律专业，被调剂到广西中医学院。入学后很长时间里，我还徘徊在复读再考的纠结中。母亲苦口婆心地劝我，她拿了那句在励志格言里出现频率很高的话激励我：是金子，在哪里都会发光的。然后，我终于横下心学了医。

其实，我的父亲就是一名中医，从我记事起家里就开了诊所，打小对中医就耳濡目染。但是上了大学之后却发现，西医学课程占了上风，中医变成了最熟悉的陌生人，大家对去解剖楼研究尸体，或者寻找什么方治疗什么病，比了解什么是阴阳的兴致要高得多。

大学最后一年，我也跟风考了研，当时一门心思要读一个临床专业，不料又是阴差阳错，这个方向的导师没录取我，就在我打退堂鼓准备去找

工作的时候，研究生处的老师硬是把我拉了回去。于是来回挑了好几个专业，最后调剂到中医临床基础专业刘力红老师门下。

还没开学，我就被刘老师召唤到广西桂平的白石洞天。当时刘老师在白石洞天给付海呐博士带队的美国自然疗法医学院的外国同仁上课，而我研究生入学的第一节课就从这里开始。还记得那是一个炎热的午后，在山边一所失修的房子里，摆着一张简陋的桌子。刘老师以床作凳，我和同门梁海涛兄坐在桌子的另一边，听刘老师讲授第一节课。你们猜，刘老师给我们上的第一节课会是什么？既不是中医基础理论，也不是中医诊断学，居然是《素问·阴阳离合论》！很惭愧，大学读了5年，我根本没有留意过《黄帝内经》，更不要说听过《阴阳离合论》了。这节课过后，虽然还懵懵懂懂，但是我已经意识到了，要搞中医，就必须要搞懂阴阳。

在《开启中医之门——运气学导论》这本书里，介绍过学习中医的两种方式，大致一种是先通过研读后世医家的著作，再逐渐返本归原；另一种是直接从原典入手。在刘力红老师的建议下，我们选择了后一种。大家都知道，中医经典都是文言文，文字古奥难明。我虽然是文科出身，学习文言文天然会少一些障碍，但直接从文言文入手，难免还是会感到头疼。入学没多久，刘老师就传了一个学习工具——《康熙字典》，通过《康熙字典》，可以查询到文字的本来面目、引申和演绎。

譬如用这样的方法解读"健康"，传统的概念里，健和康是分开谈的。"健"的本义，《说文》谓之"伉"也，《增韵》谓之强有力之也。那么"康"是什么意思呢？《尔雅·释诂》谓之安也。《尔雅》是中国文字释义最早的一本辞典。从以上训诂中可以发现，"健"主要表达的是躯体上的健康，"康"形容的是情绪、心境，是一种安乐的内在心境呈现。中国古人在造字的时候，已经将全面健康的两大要素包含其中了。

咬文嚼字不仅仅是单纯的好玩，而是真正帮助我们重新回到当初的时代，看看当时的人们是如何解读这个文字的，而不是草率地用现代文意去翻译。这对于正确认识文字的内涵有重要的意义。

研究生三年，除了完成必要的公共课，我把大量的时间花在了经典的学习上。其中包括最基本的背诵《伤寒论》全文，熟读《黄帝内经》《金匮要略》和《神农本草经》。如果说《伤寒论》条文难解，也先别着急看

黄靖：退步原来是向前

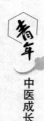

注家，不妨深入学习《黄帝内经》。我以为，有关阴阳的原理阐释以《内经》最为详实，学习《内经》后，再与《伤寒论》互参，最后才读后世各家注解。再读一读传统文化，如《四书》及南怀瑾先生所著的《论语别裁》等书。

《论语》说："学而时习之，不亦乐乎。"光是就着书本读书是容易枯燥的，怎么样才能不亦乐乎呢？我的方法是去观察自然。观察自然干嘛呢？去感知阴阳的变化。比如，通过温度的起伏、昼夜的长短、草木的枯荣、人畜的活动、情志的张弛等可以感知春生夏长秋收冬藏的阴阳变化。再比如，通过观察植物药的生长时空、采收、用药部位甚至炮制方法，可以分析药物的阴阳属性、四气五味等。临床的时候，通过观察形体的肥瘦、颜面的明晦、言语的高低、饮食的多寡、癌瘕的难易、大便的干稀、脉象的有神无神等来判别阴阳……久而久之，你会发现万物皆备阴阳，象可以谓阴阳，阴阳无处不在。

以身试药也是读书期间的实践办法。我从小身体就很瘦弱，学了医之后，常常依葫芦画瓢，自己给自己开经方，寻找一点辨证的感觉和信心。而真正树立起坚固的信心，是在跟师门诊了以后。许多大病和疑难重症，看到老师通过六经辨证，轻轻地就扭转了局面，一切问题过来都是中医辨证思维，都离不开阴阳。老师不苟言笑，门诊时也没时间跟我们讲道理，为什么这个病要这样思考，为什么现在不能处理这个问题，为什么要这样用药……这些问题都留给我们自己独立思考，直到思考陷入死角，老师才会点拨一下。几年跟诊坚持下来，信心的种子在悄悄生长。不管外界是什么样的情形，老师对待中医始终如一。这个临床信心的建立，对我的职业生涯产生了重要的影响，使我在后来的独立临床中，始终都能立足于中医，坚持使用中医思维来应对各种临床疾病。

研究生三年的功夫没有白费。毕业后，我在广西中医学院第一附属医院肿瘤科工作了一段时间。后来，2005年10月广西中医学院经典中医临床研究所成立，我就回到了经研所。那里真是一片学习中医的乐土。除了刘力红老师不遗余力的讲授带教，中医界的李可老中医、倪海厦先生、卢崇汉老师等大咖，以及国学界久负盛名的冯学成先生、李里先生都是当年经研所的座上宾。这些老师对中医的执着追索精神，潜移默化了当年的我们。

有一句话不是说了么，"比你优秀的人，比你还努力"，你有什么资格不努力呢？这些老师虽然不能一一跟随，但因为有了这样一个平台，也算是有了亲近这些老师的机会，也为后来的学习提升带来很大的助益。

在医术上的实践，自然得益于广西中医学院第一附属医院仁爱分院的平台。在此特别感激仁爱分院给我提供了这么好的实践平台，按照医院的惯例，至少要有主治医师资质才可以独立应诊，可是我工作不到1年，还是一个住院医的身份，就在医院的默许下独立应诊，还好没有让领导们失望，很快门诊量就迅速增加了。

出诊3年，已门庭若市。那时候还没有电话预约等预约方式，都需要提早到医院排队，不时出现患者为了排上号而吵架的情形。在早期的门诊时，我常常主动回访患者，尤其是使用了附子的病人，方子开出去了，内心还是忐忑的，非得反复交代病人。久而久之，病人也感受到了来自医师的关照，慢慢就积攒了大量的病人。

■ 二、两次难忘的跟师体会

《思考中医》里谈过"师者，人生之大宝"。刘力红老师也多次祖露自己逢寺庙烧香拜佛时唯一求的就是得遇明师。那个时候年轻，听到这样的话，并没有什么感受，随着年龄、阅历的增长，愈发感受到一个好的老师对于一个人成长的重要性。如果可以用"道术合一"或者"德艺双馨"来衡量一个中医师生命成长质量的话，真正操心你，为你做长远打算的老师，必定就是在这上面想方设法地打磨你、训练你的。然而最难的还是足以影响一生的内在生命成长的训练。跟随老师多年，从老师的身上，以及实际的行为中，我感受到一个良医的修炼，不仅仅是外求医理的通达和治疗技术的娴熟，更需要在内求上仔细用心，这是一生的学习。

举一个例子，我刚刚参加工作的时候，除了出门诊和住院病人的管理（当时病历的病程、医嘱全部还是手写）之外，还需要把经研所邀请外院老师们的各种讲课录音全部整理成文。整理过录音的人都知道，这是件非常费时的活儿。此外，我几乎包揽了所里的诸多杂活，如各种勤务及书信、标书等各种文字材料的书写。每天忙得像陀螺，也曾为此哭过鼻子。老师送来几个字：功不唐捐。有一句话说：人生没有白走的路，每一步都算数。是的，看起来干的活似乎跟诊疗没有直接关系，训练的目的也不是为了成为全才。但是，如果没有这些训练，你会把知识当成能力，误以为学历头衔等于智慧，事实上，这些根本就不能画等号。有了这样的训练，虽不能及于智慧融通，起码也能朝着知行合一的路上追上几步。

还有一件让我印象深刻的事情，那是研究生期间跟诊时，有一次老师交代我和海涛随访一个外地来诊、临时住宿在附近的疑难发热病人，我们只做了简单的电话随访，就向老师汇报了。老师的反应是出乎意料地痛心疾首：假如是我来做这个随访，一定不会这样草率！我会亲自登门仔细询问，甚至留守在病人身边随时观察病情变化，设法为病人熬药。你们这么草草了事，还想将来能成为一个好医生吗？那简直是做梦吧？！……讲到这里，当年老师痛心疾首的模样仿佛还在眼前。类似这样的训导还有很多，以至于在后来的工作当中，我也常常会问自己：用心了吗？全力以赴了吗？

■ 三、临床辨证论治的运用——从一个备孕案例解析谈起

在同有三和体系的医馆里，南宁同有三和中医门诊部于2015年2月正式对外营业，是最早成立的一家医馆。不久以后，国家放开了二胎政策。借着这个东风，医馆来求子的人很多，有的是经过多次试管或者人工授精失败的，也有习惯性流产的、染色体异常的，或者是保胎的，大家共同的愿望都是希望能有一个健康的孩子。经过多年的临床治疗和观察，我发现扶阳法在助孕方面有非常好的效果。下面通过一个病例来谈谈治疗体会。

这是2017年年底来的一个女病人。这个病人34岁，按照西医的划分，这个年龄已经接近高龄备孕。病人来诊的目的是为了要二胎。二胎政策放开后，夫妻俩就开始努力备孕，可是折腾了快两年了，一直都没有动静。而且还发现泌乳素偏高了，然后接受溴隐亭的治疗。多方打听找到了我这里。

第一次来诊的时候，这个病人除了泌乳素高之外，还有哪些临床表现呢？她是这么说的：腰以下凉大约10年了，凉到什么程度呢？大热天还要

穿厚裤子、厚袜子睡觉。在南宁待过的人都知道南宁夏天是什么样子，非常闷热，高温35℃、36℃是常态。可是她居然要穿那么厚的东西睡觉，可以想象这个寒到了什么程度了。到冬天的时候就手脚冰冷，睡一夜都睡不暖。更糟糕的是，已经那么冷了，还老爱出汗。不管冬天夏天，头非常爱出汗。白带量很多、黄、偏稀。因为外阴瘙痒，还长期阴道纳药消炎止痒。月经周期还算正常，但是爱拖尾，经常滴滴答答八九天才干净。末次月经11月2日。结婚后一共怀孕4次，但真正只生了1个。前两次都自然流产了，第3次又出现胚胎停育。第4次好不容易怀孕了，但是出现了先兆流产，在医院里躺了几个月，小心翼翼保胎生下她的第1个孩子。来诊的时候，整个舌非常淡胖，苔白。脉沉，重取不耐（少力），脾脉紧。

这么一个病人来到跟前了，我们首先要做的还是察色按脉，先别阴阳。如何判别阴阳呢？当然要从我们所搜集到的四诊信息来下手。首先我们来看一下这个病例的几个特点。哪几个特点呢？10年的上热下寒史。长期的带下淋沥。孕4产1，自然流产2次，胎停1次。舌淡暗，苔白。脉沉，不耐按（少力）。

我们逐个来分析一下。首先是腰部以下怕冷，头上又动则出汗。这个是一个典型的上热下寒，是一个阳格拒在上而出现的热象，也可以看作是上下交通障碍的一个格局。用卦象表示的话，它就是一个否象。临床上我们也把这种热象纳入"上火"的范畴，南宁这边的老百姓的习惯表达是"热气"。

这种"上火"其实很常见。但是"上火"的具体表现是多样的，不要以为只有红肿热痛才是上火，阳气运行阻滞导致局部的郁热也可以视为上火。我们稍微温习一下有关火的原理。火是五行之一，然而火比较特别，分为君火和相火，在钦安先生的《医理真传》书中有专门的篇幅论述。从八卦的角度而言，这两个火是从乾坤化生坎离后而来，坎中一阳称为相火，也叫真火，钦安先生说它是人生立命的根本。而离卦中的二爻，叫君火，与真火相对，称作凡火。相火有个重要的特点，那就是"相火以位"，强调相火的特性是"位"。什么是位呢？位者，《说文》曰："列中庭之左右谓之位。"《广韵》曰："正也。"传统文化关于位的话题也不少。《论语》云："不在其位，不谋其政。"《大学》曰："君子素其位而行。"《易经·系辞》曰：

"天地之大德曰生，圣人之大宝曰位。"《中庸》曰："致中和，天地位焉，万物育焉。"

通过这些表述，我们发现，"位"从来就不是一个简单的存在，它是圣人的大宝，与天地的大德是相应的。而且"位"经常与"本"相提并论，我们常说的本位，"位"对了，就是立于"本"上。本立才能道生，一切事物的发生发展才能进入正轨。"位"不对，真的就会引发很多问题。那么，怎样"位"才算是立在本上呢？《易经》也做了回答：要"致中和"。致中和了，"天地位焉，万物育焉"。"中也者，天下之大本也，和也者，天下之达道也。"下面我们从这个视角来探讨一下相火的位。

由于相火的本位在坎宫，因此它的运动轨迹也是从坎宫开始发动的，发动的时间从子时开始。发动以后，起真水上交于心，午时一阴初生，降心火下交于肾。我们看相火的运行轨迹，如果用图来表示，就是一个圆。从坎位发动，最后还得回到坎位，才能再度启用。如果我们用卦象来表示，阴阳的这种位置变化就形成了一个泰卦。这样的一个运动保障了阴阳的交感，正如经典所讲的，天覆地载，万物方生。这个覆和载就是一个交感的表现形式，也是天地所处的位。有了阴阳的交感，万物的发生发展就有了条件，生命内在的化生也会因此进入正轨。而一旦遭遇各种邪气，导致运动失和，相火的流行就会遇到阻滞，如果不能及时解决，就会影响正常的交感。如果格拒于上，就会出现局部的火热之象，形成否卦之象。

这个病人，火在上不下来，作为"诸阳之会"的头部，就非常容易出汗。头部汗出容易与阳明的汗出混淆，如果是阳明不降导致的出汗，应该伴有阳明不降的征兆，而本案没有大热、大脉、大烦渴不解，亦无痞满燥实的指征，说明病不在阳明，而是因为阳气运行阻滞出现局部的热象。那么，火下不来，就无法温暖下元，就可导致下部阴寒，出现腰以下凉，大热天还得穿厚裤厚袜，以及大量的白带。这就是相火不位了。

刘力红老师在《思考中医》谈到相火的问题，说这个真阳命火是绝顶重要的东西，有了它才有生命，无它就没有生命可言。真阳命火必须要潜藏。为什么要潜藏呢？因为潜藏了才能去温养生气，才能让生命温温而生、煦煦而养。如果不能潜藏，生气就得不到煦养，生命就会危机四伏。这里所讲的潜藏，实际上就是相火必须回归到坎位上，生命才能休养生息。当然，这个病人没有出现这些危重症，但是她的生命活动已经存在比较大的障碍了，也就是生育出现了问题。

我们就从五行角度来看生命的流转，有藏才有生，生是从藏来的。怀孕生子就是一个生生的象。虽然年龄有点大了，但还属于育龄期，为什么努力了两年没有动静呢？因为她的藏出了大问题。火不能藏，导致下元虚寒，胞宫虚冷，毫无生气可言。就算受孕了，内在的环境也不利于胚胎的着床和生长。所以，这个病人10年来出现那么多次的流产，不避孕也没有怀孕。当我们思考到这一层时，对此也就不足为奇了。

前面我们谈了相火的位，相火怎么样才能安住在位上？它是有条件的。什么条件呢？还是要致中和，还是离不开中和。如何才能保证中和呢？

首先是坎宫本身的问题。坎为水，坎水不能太过，也不能不及。这样的无太过不及就是一种中和态。钦安先生常把相火比喻为龙，龙要能安然地在水里，就需要足够的水。然而如果水太盛，龙就会浮越于上；如果水太浅，不能将龙体潜藏，也会相应地出现虚火上浮。所以历代医家把《伤寒论》少阴病篇常常归结为少阴寒化和热化两大类，实际就是太过和不及。前者是因为阴盛，治疗上扶阳抑阴，比如用白通汤之类的；后者是因为阴虚，可以使用黄连阿胶汤，方中有大量的苦寒可以坚阴。

其次是土的因素。土作为中的代表，升降的枢纽，火能正常流转，必然要依赖它的斡旋。如果因为各种原因，升降出了障碍，相火也会被格拒于上，而出现上火。这个病人的舌淡胖，脾脉紧，提示了她的中阳不足。阳虚则阴必盛，而且白带量多，就是湿盛的一种表现。古代医家总结"夫带下俱是湿证"，而病机十九条更直接，说"诸湿肿满，皆属于脾"，各种湿都属于脾病范畴。所以，通过分析我们看到，这个病人的脾系统也是存在严重问题的。像这样的白带异常，我们很清楚，是不能够采取燥湿或利湿的。而应该抓住中阳受损的病机，所谓见湿不治湿，而是要治其根源——阳虚。治疗上去扶持中阳后，湿气退去，白带就能恢复正常。

那么，相火能不能在位还有一个很重要的因素，就是心君。君火以明，明是君火应具备的品格，否则，"主不明则十二官危"，当然也能波及代表相火的系统了。这个临床上怎么理解呢？其实有一个现象比较常见，比如青少年的手淫问题。年轻人血气方刚，如果再受到外界因素的蛊惑而把持

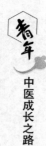

不住，心念一动，往往容易出现相火妄动。但是，这个病人应该不属于这一类的。

基本上我们通过火的讨论，逐步分析了病人的症状，透过这一些症状特点，我们可以得出这样的结论，这个病在太少二阴。有了这样的前提，接下来的治疗就有了方向，最终我们要把这个火给引下来，恢复正常的升降出入，使这个病人的下元能够得到温养。卢师爷将这样的法子称为"引龙潜海"，这样孕育一个生命所需要的几个条件，比如优质的种子（受精卵）、良好的土壤（子宫内膜）和风调雨顺的内环境也就逐步养成了。所以，我们要为"引龙潜海"创造先决条件，首先要解决斡旋上下的枢纽——"中"的问题了。

所以，第一个方子我用了一个甘姜苓术汤合四逆封髓意。甘姜苓术汤出自《金匮要略·五脏风寒积聚病脉证并治》的第11条，原文如下："肾着之病，其人身体重，腰中冷，如坐水中，形如水状，反不渴，小便自利，饮食如故，病属下焦，身劳汗出，衣里冷湿，久久得之，腰以下冷痛，腹重如带五千钱，甘姜苓术汤主之。"方中甘草、白术各二两，干姜、茯苓各四两。钦安先生对此做过解释，他说，按肾着汤一方，乃温中除湿之方也。此方似非治腰痛之方，其实治寒湿腰痛之妙剂也。夫此等腰痛，由于湿成，湿乃脾所主也。因脾湿太甚，流入腰之外府，阻其流行之气机，故痛作。方中用白术为君，不但燥脾去湿，又能利腰脐之气。佐以茯苓之甘淡渗湿，又能化气行水，导水湿之气，从膀胱而出。更得干姜之辛温以暖土气，土气暖而湿立消。复得甘草之甘以缓之，而湿邪自化为乌有矣。方中全非治腰之品，专在湿上打算。腰痛之由湿而成者，故可治也。学者切不可见腰治腰，察病之因，寻病之情，此处领略方可。

本案没有出现腰痛，但是她有一个明显的症状，那就是腰以下发凉，以及大量的白带。我们在学习经文的时候，要活看。既然这个组方格局全在湿上打算，而湿引发的不仅仅是腰痛，还有很多其他的症状，比如这个带下病，比如水肿，又比如脱发等，是不是也可以使用这个办法解决呢？只要对机，当然可以。我们用甘姜苓术汤把湿拿掉，上下交通的道路是不是也扫除了障碍呢？那么，封髓丹在这里趁势就能收摄浮火。头汗出的毛病也就迎刃而解了。重要的是，通过这样的处理，浮游于上的相火终于能够回到本位上，发挥其温养的作用了。这付药病人连续用了两周，腰以下凉、头汗出、白带异常的现象明显就改善了。

这样我们就该乘胜追击，为生命的孕育继续创造条件了。然而进展没有想象中的顺利。这个病人连续服用上药两周后二诊时，说近日口腔溃疡，而且胃脘也胀满，大便转溏稀了。舌淡暗，苔白，关脉滞了。《伤寒论》说过："观其脉证，知犯何逆，随证治之。"病人出现了这样的变化，实际上就告诉我们，这个时候的中路出现阻滞了，现在必须回头先处理中路的问题。因此我开了两个方子，一号方是桂枝法化裁，二号方则是在初诊方子的基础上加了潞党参20g。桂枝法化裁后的用药是这样的：

桂枝尖 15g	苍术 15g	朱茯神 15g	法半夏 20g
陈皮 15g	南山楂 20g	西砂仁 15g	炒小茴香 20g
生黄柏 15g	生姜 30g	炙甘草 5g	

3剂，日1剂，水煎内服。

到12月底第三诊的时候，病人诉口腔溃疡和胃脘胀满都没有了。下半身有了温暖的感觉，晚上也能脱袜子睡觉了，不像以往那样要穿很厚的裤子才能睡着，而且月经将至。舌淡红，苔白。脉滑。我开了两张处方。

处方一：

白顺片 60g	生白术 15g	西砂仁 15g	党参 20g
油桂 15g	淫羊藿 20g	干姜 50g	菟丝子 20g
茯苓 20g	炙甘草 6g		

7剂，日1剂，水煎内服。

处方二：

桂枝尖 15g	苍术 15g	朱茯神 15g	法半夏 20g
陈皮 15g	南山楂 20g	四制香附 15g	四制益母草 15g
生蒲黄 15g	炒杜仲 20g	生姜 30g	炙甘草 5g

7剂，日1剂，水煎内服。

其中，方二就是针对经期开的，这个也算是因势利导之法，月经快要来了，这个时候去助身体一臂之力。那么，在中路的阻滞已经消除后，我们也就顺利地可以往下走，也就是可以进入四逆添精的阶段了。

卢门强调的收功之法，我认为就是在这个层面做工。所谓的收功之法，便是四逆添精之法。四逆法是《伤寒论》四逆辈的圆通运用法，在临床的示现中，卢门堪称典范。这个收功的四逆法，添精之品离不开附片的带动。大队的益气添精药在附子的带领下，浩浩荡荡地潜入少阴，真正起到添油续命的功效。同时，附子大温坎水，炼精化气，重构起人体这个小宇宙的良性循环。这样，真阳命火足了，其自然就能温暖下元，自然就有力量圆转无碍。那么，孕育生命的几个充分必要条件：肾气盛，天癸至，任脉通，太冲脉盛，月事以时下，以及高龄受孕所必需的"天寿过度，气脉常通，肾气有余"这几个关键因素。

这个病人在2018年1月后又连续服用了四逆添精的处方，同时使用同一法则调经。到2月底的时候，就有怀孕的喜讯传来，后面顺利诞下一名健康的宝宝。

总结一下本案，首先，中医在调经促孕方面是有优势的，受孕所需要的条件，通过中医的办法可以实现。其次，虽然受孕的最后显现是精卵的结合与宫内着床，但返本溯源，精卵的产生无不取决于肾气。肾作为封藏之本，肾受五脏六腑之精而藏之。如经典所述，"精归化"，精能使物生，能化气，能生血，乃至于哺乳期的乳汁，也是由精变化而出。所以，我们说肾气是后天生命的原动力，不仅是天癸至，月经正常的先决条件，也是受孕的先决条件。而五脏六腑之精来自哪里呢？源自水谷精微物质的滋养，来自饮食，依赖于脾胃运化的能力。相应地，脾胃配属太阴阳明，作为土，《素问·五常政大论》谓土的政务就是"备化"，顾名思义，是为"化"做准备的。也就是说，实现这个化的大前提其实在太阴阳明。再看经典所讲的"精不足者补之以味"，不是指在饮食上要有很多膏粱厚味，而是指拯救精不足必须要从"味归形"，要从饮食上抓起，这是太阴阳明的本职。所以钦安先生讲："中也者，生化精血之所也，调经之大主脑也。"

我们在临证时，对这类精不足的不孕不育症患者的治疗，必须要注意立法先后次第的把握。明明知道是精不足了，要多问问，多找找问题在哪儿，比如备化的阶段处理好了没有？如果没有做好准备，就马上去补肾添精，反而欲速则不达，或者变生他证。

曾经有一个43岁左右的男性患者，因为要二胎也来到我这里看病。他跟我讲过一个很郁闷的情形，在很多大医院都看了，都说他是肾虚才导致的精液质量差，那么医师开了很多补肾药，结果这个病人也很老实地吃，结果吃出阳痿来了。好笑吗？一点儿也不好笑。

我们通过前面分析附子，分析治疗次第的时候，就会很清楚，这个病人的运化存在问题，那么多的补肾药不仅起不到应有的作用，反而给身体添堵了。所以，出现阳痿也不足为奇啊。所以，我们为什么常常强调"中"的问题处理好了，才能往下走。精足之后，气血生化有源了，何愁没有优势卵泡，何愁没有良好的子宫环境呢？

■ 四、扶阳法保胎案例

中国古代圣贤所认识的生命，不仅来源于父母的交媾，其重要的先决条件更有赖于天地合气的大局因素。先有天地，而后才有男女，因此，"天地合气，命之曰人"，或"人禀天地之气生，四时之法成"，类似这样从整体大局视角来表达生命构成的内容在许多中医经典里比比皆是。在天地这个大前提下，才去谈及男女构精的问题。从现代的认识来看，受孕是需要条件的。现代医学认为，受孕有几个充分必要条件，即女子有正常的卵子，男子有正常的精子，卵子和精子能在输卵管内相遇，结合为受精卵，并输送入子宫腔，子宫内膜适合于受精卵着床。满足这些条件才有机会受孕，受孕之后分娩之前，母体的激素水平会发生相应变化，以此满足和维持胎儿的正常发育。而随着高龄孕妇、遗传性疾病、辅助生殖技术等多方面的因素，提高了流产、胎儿发育不好或孕妇并发多种疾病的风险，使得从受孕到分娩的这一路并非都能一帆风顺。在多年的临床治疗中，我发现基于中医经典理论保胎的成功案例比比皆是，下面分享一个特殊案例以飨读者。

陈某，女，37岁。结婚多年不孕，2014年试管第一次失败，次年第二次试管辅助受孕后早产剖腹生下大宝。二胎政策放开后，不避孕也没有怀孕，因剩余有冷冻囊胚，计划试管移植，担心高龄失败率高，于是前来医馆治疗。当时37岁高龄的陈某，形体比较瘦弱，平时经常容易疲劳，饮食、睡眠、经期都还比较正常，双脉非常沉弱，舌略暗红，苔白。

这个病人虽然就诊时所陈诉的症状比较简单，但是通过结婚多年不孕，试管曾有失败，近年不避孕也未孕这样的情形来判断，的的确确生育所需

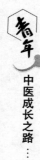

要的条件她是不具足的，或者说是比较差的。所以，当有条件的时候，我们就要抓住时机去培植少阴。当肾主生殖的功能强健了之后，自然受孕也好，试管辅助生殖也罢，成功率就会提高。

四诊合参就可以判断出这是病在少阴了。没有迹象表明中路有阻滞，于是直接就下四逆添精了。因此处方如下：

白顺片 60g	生白术 15g	西砂仁 15g	党参 20g
黄芪 30g	陈皮 15g	当归 15g	菟丝子 20g
巴戟天 20g	生姜 50g	炙甘草 6g	

7剂，日1剂，水煎内服。

病人在月经来潮前，时感腹部隐隐作痛。于是在经期时由四逆法转桂枝法。有心人会留意，我们在临床上调经的方法基本是尊崇桂枝法的，只有少数特殊情况例外。《伤寒论》曰："救表宜桂枝汤，救里宜四逆汤。"钦安先生从桂枝汤立意中取出桂枝法，谓之为能内能外、彻上彻下之法。其实这里暗含了一个重要的机。刘力红老师在论及太阳病篇时曾道破此机，一语惊醒梦中人。首先是对"表"的认识。表在哪里呢？表其实是一个相对的概念，"相对"的认识非常重要，可以说是经典活看活用的前提。所谓"阴阳者，不以数推而以象之谓也"，表里亦即阴阳。三阳而言，太阳是表；六经而言，三阳为表；脏腑来论，腑也是表；皮毛是表；骨膜是表；子宫内膜是不是表呢？也是表。那么，重新回到六经体系，表的问题是不是可以从太阳来论治？月经的问题是不是可以从太阳论治？当然可以！

月经的来潮，看似是机体一系列功能作用的结果，最终是以子宫内膜的变化（脱落和修复）为展现。子宫内膜是否得以顺利脱落，是本次月经是否正常的前提，也为下一个周期的月经来潮是否按时埋下了伏笔。这个表如果闭了，那么，月经必然会受到影响。比如寒邪内外夹击，许多女子行经时伴随痛经、瘀血，或点滴难出，大多数与寒有关。这个寒，要去解表，要去开太阳。桂枝汤化裁不仅可以治表之表，也可以治里之表。卢门屡屡用桂枝法化裁调经，窃以为当是由此理而入的。由此，也反证了女子在日常行为中保暖的重要性。

陈某行经时，我给她开了这样的方：桂枝15g，苍术15g，茯苓15g，法半夏20g，陈皮15g，南山楂20g，生蒲黄15g，炒小茴香20g，生姜

30g，炙甘草 5g。通过这样的处理，就可以去温化太阳的寒，使经水得温则行。月经干净后，迅速又回到四逆添精的主路上去。

经过大约 3 个多月在桂枝和四逆法的进退出入后，陈某顺利移植胚囊并成功着床了。怀孕早期时，我建议她继续接受中药治疗，以防底子差且高龄而产生先兆流产。而经过中药保胎的陈某，孕吐很快就缓解，顺利度过了前面 3 个月的时间。到第 23 周多产检时，意外发现胎盘上长了一个鸡蛋大的血管瘤。西医爱莫能助，瘤子生成的原因也尚不清楚，只能提醒她可能会有流产的风险，因为这个血管瘤在胎盘上，可能会与胎儿争夺营养。由于无法手术，嘱咐定期观察，有意外的时候再处理。

对于胎盘上血管瘤的产生，我仍然把它归结为阳气的不足。在《素问·阴阳应象大论》篇中曾经谈到"寒伤形，形伤肿"。胎盘属于有形的东西，正常的胎盘上不会长其他的有形物质，而这个案例里胎盘上却有了其他的异物。从"寒伤形"的逻辑推导，寒性收引，最容易伤的首先是阳气，阳气受伤后失于温煦，使相应部位的组织失于温养而发生异常的形状改变，"肿"无疑属于这一类改变。这个血管瘤就是"肿"的一个表现。这个孕妇，原本少阴就不足，随着胎儿的发育，温养的力量相对就显得弱了。从这个意义上来说，此时我们要加强少阴的温养作用。而当时因为一瞬间的犹豫，我把四逆添精的附片去掉了，变成了一个看起来四平八稳的单纯健脾益肾方。就这么服用了一段时间，血管瘤也没有持续长大，胎儿与之也相安无事。

然而到了 33 周时，B 超发现胎儿肱骨、股骨小于正常同孕龄胎儿。这时候我就意识到，不能把附片去掉，没有了附片，整个处方的力量作用不到少阴啊！作用不到少阴，少阴温养的力量自然也就弱了，少阴所属之肾，所封藏的精就不足，精不足了，生命赖以化生的能力就不够了，胎儿发育不良也不足为奇了。

我赶紧用回了四逆添精方，连续服用了两周多，再复查时肱骨、股骨都发育正常了。这正应了经典那句话："有故无殒，亦无殒也。"孕期的用药向来是有各种忌讳，我当时的犹豫，其实也正暴露了对孕期使用附片的顾忌，被一个附子有毒给障目了，幸好亡羊补牢，不至于造成严重后果。而孕期附片何时不用、何时该用，的的确确需要医者的辨证准确和胆大心细，而辨证能够准确，终归还是建立在对医理的充分认识上。

这个孕妇在孕晚期时，B超才发现脐带是附着在胎膜边缘上的，现代医学诊断是帆状胎盘。正常的脐带通常附着于胎盘中央和侧方。帆状胎盘是一种少见的脐带附着异常，有可能会造成胎儿缺氧而死亡。医生已经建议她足月后择期剖宫产。万幸的是，在中医的保驾护航下，晚期的产检各项都很正常，最后她终于顺利自然分娩了一个男孩，母子平安。

小结：从怀孕到分娩是一个需要小心呵护的过程。不管是出于哪种原因选择保胎，最终目的都是使胎宝宝能够健康成长顺利面世。而返本溯源，想要有一个健康的宝宝，首先要有优质的受精卵，这个优质与否取决于父母的健康状况。因此真正意义的保胎，不应该等到怀孕后才着手保养，而应该将关口前移，从备孕阶段就要开始了。老祖宗的智慧是不治已病治未病，不治已乱治未乱。未然即要防患，未雨就要绸缪。保胎也一样：未孕先防，既孕防变。未孕先防，就是在备孕的阶段开始的。比如良好的作息和饮食，准妈将经带调到最好状态，准爸令精气旺盛等，这些是常规备孕手段。既孕防变，在怀孕后，由于各种因素的影响，可能会有种种意外发生，比如先兆流产、妊娠高血压、妊娠期糖尿病等，但这些也并非完全毫无办法任其发展，很多时候其实也是可控的，不要轻言放弃了。孕期中发现孕酮低等激素变化，也是可以通过中医办法调整的，不要被西医的病名和检查障碍住。我们要透过各种现象去体察其背后的阴阳变化。而治疗的原则，还是依仲景先师所说的："观其脉证，知犯何逆，随证治之。"因此说是保胎，其实是保母，母健才能儿安嘛。这个阶段都调摄好了，获得一个身体健康的宝宝是几乎没有问题的。

如果我们追求更高意义的健康，那么除了身体的治理外，更不能遗漏的是性情的修正。母亲性情的调适，良好的行为举止将对胎宝宝有潜移默化的影响。未来孩子呱呱落地后，是性情温良的，还是行为乖戾的，其实不必咨询张三李四，扪心自问即可。然而性情问题绝非备孕的几个月就能变化天地，还是应该早做打算。

■ 五、产后病案例

郑某，女，40岁。产后3个月因身体不适求诊。虽属高龄二胎，在怀孕早期发现空腹血糖略高于正常值，但未予重视，到26周出现糖耐量异常，空腹血糖9个单位，餐后血糖14单位。尿蛋白（＋～＋＋）。西医要求住院治疗，予胰岛素控制到胎儿分娩。分娩前两天检查24小时尿蛋白400单位。分娩当天请了肾内科医生会诊，考虑尿蛋白升高可能是激素变化引起，生完孩子以后有可能会降下来。分娩后复查24小时尿蛋白定量仍在456单位，将近正常高值3倍多。但是血糖值在生产结束后就回落到正常了。

产后住进月子中心，营养的东西稍微吃得多一些，血糖又慢慢升上来。大约产后20天、40天分别复查尿常规，尿蛋白呈阴性，未复查24小时尿蛋白定量。来诊时诉小便泡沫多，大便干结如羊屎，难解。产后面色萎黄少华，两颧多斑。纳后胃脘胀。虽已是产后3个多半月了，仍腹部膨隆如孕晚期状。情绪低落，话还没出口，眼泪就先掉下来了。恶露在月子里已净。左脉弦紧，双关滞。舌暗红，苔黄厚。

诚如经典所言：治病必求于本。本者，阴阳也。本案有几个关键处，其一为血糖尿蛋白的异常；其二为二便异常；其三是胃脘的胀满和肚腹的膨隆；其四是低落的情绪。透过上述现象，逐一抽丝剥茧察其病机。

血糖、尿蛋白这些概念是现代医学的检测结果，对中医而言，不存在这样的表达。虽不存在这样的表达，但是指标的异常也应作为一种现象引起关注，一个靠谱的中医，临证时不要被现代理化指标和病名束缚了手脚，还是要用中医的思维从阴阳的角度去审查病机。

有关血糖高的问题，在《思考中医》曾专列内容阐释。刘力红老师将血糖高的直接原因归结为土的问题，而土之所以有问题，乃是因为木对土失于约束所致。

诚然，怀孕是一个特殊的生理过程，是多因素作用的结果，胎儿的发育有赖于母亲脏腑功能的强壮。我们重视肾主生殖的作用，承认木气赋予生的功能，但女本属坤，具坤土的特性。怀孕就是坤土资生万物的一个显象，甚至从孕早期的呕恶，到孕中期的纳少，后期的四肢肿胀，以及日渐

黄靖：退步原来是向前

增大的胎儿能在母腹安然维系，无一不与土的病变相关。

母亲能容、能养、能生的能力，的的确确要归功于土。土对应的阴阳——太阴阳明，即脾胃系统，历代医家皆谓为气血生化之源，主受纳和运化，能食还要能化，才能实现将饮食转化为水谷精微后再输送和营养全身。

因此如果太阴阳明的功能出了问题，就会形成纳呆，出现腹满、腹痛、完谷不化、溏泄、便秘、水肿等如《伤寒论》所述情形。而中医所讨论的太阴阳明的这个功能有如现代医学所述之人体代谢功能。如果代谢紊乱，不仅会造成血糖的异常，血脂、血尿酸、电解质、水液也会出现问题。

这就给到我们一个重要的提示，这一类理化指标异常可以从这里寻找中医答案。一般孕期随着胎儿的增大，饮食量也会日增，以此满足胎儿发育需求，如果脾胃功能差了，尤其是能食而不能化的这种情况，很容易出现孕期血糖的增高。从胃脘胀满和产后腹部膨隆难以恢复、便秘这些症状可以进一步佐证我们的判断。而尿蛋白这一类的渗漏，包括小便泡沫多，为阳气不固，肾封藏失司的表现。

通过分析，我们可以判断病在太阴和少阴了。情绪的问题怎么办？产后抑郁似乎在当今时代已经是不容忽视的问题了。部分新产妇由于种种原因，比如激素的变化，比如夫妻关系、婆媳关系以及经济、工作、抚育孩子等压力，在产后多半会出现情绪低落，悲伤易哭，产生焦虑恐惧等情绪，如果家人能够理解，及时抚慰和关爱，一般都能顺利度过。少数人却因为产后抑郁而不能自知，走向了令人遗憾的极端。

抑郁的问题，我记得卢崇汉先生曾经说过，归根结底还是阳气的不足。阳虚则阴盛，多半容易出现阴沉灰暗的情绪状态。因此治疗这一类的抑郁，还是可以从扶阳入手，阳气足了，人自然也就灿烂了。

除此之外，五行针灸也是极好的一个办法，对于调整身心的抑郁，有极好的助益。但是病人因为独自照顾幼儿，以无暇接受针灸治疗为由而拒绝了。

一般认为产后百脉俱开，气血俱虚，以为恶露净后即可进补。那么通过前面的分析，此时能够下手处依然是在太阴，必须要先去开中。运化不起来，补益是徒劳的。因此处方如下：

桂枝尖 15g	苍术 15g	广藿香 15g	茯苓 15g
法半夏 15g	陈皮 15g	南山楂 20g	石菖蒲 20g
西砂仁 15g	白豆蔻 15g	黄芩 15g	生姜 30g
炙甘草 5g			

7 剂，日 1 剂，水煎内服。

方中通过砂、蔻、藿香、二陈的组成将桂枝法的力量牵引至中焦，既化浊又开中。二诊时产妇服完后诉胃口开了，胀满较前减轻，大便较前易解，黄腻苔基本消退，小便仍有少许泡沫。

此时仍宜守中，去掉广藿香。再服 7 剂。三诊时诉纳开，胀满大减。但新见外阴瘙痒，白带黄多，且因食用炒花生，出现了牙龈肿痛。舌暗红，苔白。双关滞。

考虑瘙痒，带下黄，龈肿痛皆为"上火"之象，仍责之太阴。于桂枝法中引火下行。处方如下：

桂枝尖 15g	苍术 15g	茯苓 15g	法半夏 15g
陈皮 15g	南山楂 20g	石菖蒲 20g	西砂仁 15g
黄芩 15g	生黄柏 15g	生姜 30g	炙甘草 5g

7 剂，日 1 剂，水煎内服。

借此案例说一下带下病。带下女子生而即有，津津常润，是女性的生理常态。带下是女性健康的晴雨表，如果带下量、色、气味异常，则反映身体内部出了问题。那么这个病因，先贤谓"夫带下俱是湿证"，认为治带从湿论治，例如"完带汤""易黄汤"等为代表方剂。诚然，湿是带下的直接成因。那么湿邪是怎么产生的呢？湿是六气之一，太过才会形成致病因。以万病皆损于一元之理，湿的成因即为元阳不足，钦安先生将带下病分出湿热下注和下元无火两种病机。而本案即属于前者。

按： 生黄柏这味药，《神农本草经》认为其"性味苦寒，无毒，主五脏肠胃中结热，黄疸，肠痔，止泄利，女子漏下赤白，阴伤蚀疮"。苦能燥湿，寒为冬气，能将火敛藏。钦安先生创有封髓丹，专治虚火上炎诸证。其组成为西砂仁、生黄柏和炙甘草三味。"夫黄柏味苦入心，禀天冬寒水之气而入肾，色黄而入脾，脾也者，调和水火之枢也，独此一味，三才之义已具。况西砂辛温，能纳五脏之气而归肾；甘草调和上下，又能伏火，真火伏藏，则人身之根蒂永固，故曰封髓。其中更有至妙者，黄柏之苦，合甘草之甘，苦甘能化阴。西砂之辛，合甘草之甘，辛甘能化阳。阴阳合化，交会中宫，则水火既济，而三才之道，其在斯矣。"

本案守桂枝法加了生黄柏，与方中的西砂仁、炙甘草也构成了封髓之意。患者在药后阴痒及黄带皆除，牙龈肿痛也消。小便没有泡沫，两次复查血糖已经恢复正常。

理化指标虽然正常了，但是治疗还不能算完结。我们期待中路畅通之后，有条件去纳下添精，那么患者的产后康复才有机会进入正轨。像这一类的产妇，治疗时间用上一年半载并不为过。

总之，经带胎产是女性特有的生理特性。尤其胎产是女子一生中生理和角色发生重大变化的转折点，需要小心呵护和调整。《金匮要略》专列"妇人产后病脉证并治篇"，讨论产后常见的三大证——痉、郁冒和大便难的成因和治疗方案。观其示范小柴胡汤、枳实芍药散、下瘀血汤、竹叶汤、竹皮大丸方等诸多方药，并非一概以虚立论，总是强调观其脉证，随证治之。

妇人产后病当然不止上三证，如恶露不净、发热、腹痛、乳少、脱发、小便难、骨节疼痛包括产后抑郁等皆为多发症状。而新产妇身体尚未能修复，又要照顾新生儿，身体的劳累损耗可想而知。此时不能为病状所牵引，仍需回归到六经辨证，拎出其中病机。正如刘力红老师所言，理可顿悟，事须渐修。理路要能够很好地贯穿运用起来，还需大量的临床实践，愿与诸同道共勉。

■ 六、临床次第的细节把握——一个闭经案例的治疗过程

现在，门诊上时不时就有来看闭经的，大多数是三四十出头的年纪，很年轻，都是应该正常来月经的年龄。门诊上治疗多了，也就有一些体会。下面就通过一个例子来谈谈我对这个病的认识和治疗。

这是 2018 年 3 月过来看病的一个患者，才 26 岁，但已经有近十年的月经紊乱史了。按照她的说法，初潮的时候就乱了，月经好几个月来 1 次，根本就不记得"大姨妈"什么时候造访。2012 年做过检查，确诊多囊卵巢

综合征，然后就开始服用激素调控月经周期。她曾经学过护理，知道长期依赖激素不是办法，于是过来求诊。

她当时来的时候，已经停掉激素 8 个多月了。最后一次月经大概是 2017 年的 6 月，也就是 9 个月前。当时的主诉除了月经不来之外，还有胃脘部冰凉，吃东西稍微不注意，就容易感到胀满。手脚心也爱出汗。有男朋友，同居多年，没有避孕，也没有怀孕。大小便还好。这个病人有两个非常不好的习惯，一是晚睡，二是喜欢吃冰冻饮料。从初中开始，就习惯凌晨两三点才睡觉。舌淡暗，苔白略腻。左脉略滑，右关脉紧。

我们来分析一下。一个病人来到面前，四诊合参后，最首要的是做什么？开化验单？不是。我们要先去判别阴阳，"察色按脉，先别阴阳"。别阴阳的目的是什么？是判断病位病机在哪里。这是病在三阴，还是病在三阳？阴阳的路线判别对了之后，即便用药上有差别，但还不至于南辕北辙。但是如果你把阴阳判别搞错了，那么就会差之毫厘，谬以千里。这就会很严重。

那么，我们如何去判别阴阳呢？当然有指导原则，这个原则就是《伤寒论》。《伤寒论》六经病的提纲条文就是我们用来判断疾病的眼目。

很显然，这个病必然是在三阴。

如果我们还分析得不那么有把握，可以使用排除法。有脉浮、头项强痛而恶寒吗？有胃家实吗？有口苦、咽干、目眩吗？都没有，那么就要考虑三阴的问题了。

那么，这个病是在三阴的哪一层呢？至少我们可以马上看得到有太阴病的因素。为什么？胃脘的胀满。太阴病提纲条文，腹满是不是一个特征？是的。太阴病提纲条文："太阴之为病，腹满而吐，食不下，自利益甚，时腹自痛。若下之，必胸下结硬。"仲景先师在谈到小柴胡汤的时候，讲小柴胡汤证不必悉具，但见一证便是。我在学习提纲条文的时候，也感觉到条文讲到的一系列症状，在先后上是有所安排的。就比如太阴病这个提纲条文里，列举了腹满、吐、食不下、自利、时腹自痛五大症状，但是腹满是排在第一位的。这就给我们一个提示了，在太阴病里，腹满是最常见，也是最重要的一个特征。我们发现，在"病机十九条"里，也谈到"诸湿肿满，皆属于脾"，而脾隶属于太阴系统，可见，这个满跟脾、跟太阴大有关联。为什么太阴病会常见腹满呢？我们回顾一下开阖枢机制，在三阴的开阖枢里，太阴为开，同为开，但是与太阳的开不同。太阳的开促使阳气升发盛大，而太阴扮演的角色是将阳气从升、出的状态收纳入里，这个收纳有重大的意义，这个意义就是促使阳气入里温养五脏。所以，一旦太阴的开失常了，阳气无法入里，就会导致太阴病篇所讲的"脏寒生满病"这种情况。除此之外，阳气入里有障碍，整个阳气的升降出入运动就会受到影响。这个影响的后果在经典里是讲得很严重的："出入废则神机化灭，升降息则气立孤危。"一旦脏寒了，除了出现腹满，腹部这个地界也会冰冷。按理说腹为阴，腹部摸起来会比背部要凉一些，可是如果摸上去是冰冷的，那就是有问题了。

这个病人的习惯特点之一是常年喜欢吃冰冻饮料，肚子这个地方摸上去都是冰冷的。这是支持脏寒这个诊断的重要依据。可以判定她的中阳受损，太阴是很寒的，这个与月经的关系重大。我们回顾《素问·上古天真论》所说的，月事要能够以时下，是需要具备几个条件的，其中任脉通就是重要的条件之一。大家看任脉的循行路线，是不是在腹部正中线上？如果腹部冰冷，这条经脉是不是会受到阻滞而不通呢！所以啊，我们平常在临床上，对病人，特别是那些身体本身就很寒的病人，苦口婆心反复强调一定要忌生冷寒凉，这个不是我们的偏执，实在是为了呵护病人的阳气，呵护病人的健康而不得不这样做。

除此之外，太阴、阳明还是气血生化的源头。钦安先生在《医理真传》书中就总结了："中也者，生化精血之所也，调经之大主脑也。"月经要能正常来潮，充分必要条件就是气血的充盛和经脉的畅通，太阴、阳明既是气血生化的源头，又是掌管气机升降的枢纽，因此，我们调理月经，不管是哪种形式的月经不调，都不能脱离太阴、阳明这个环节。

另外，在传统文化里，脾主信。信是什么？我们说守信，或者说信守，月经上个月是 1 号来，这个月也是 1 号；上个月周期是 30 天，下个月周期还是 30 天；上个月行经 5 天，这个月也行经 5 天，这就是信。所以，月经又叫信水，脾在月经周期的稳定里，起着很重要的作用。

另外，有一个细节容易误解，那就是手脚心的汗出。出汗的原理是什么？"阳加于阴谓之汗"。出汗必须要有两个条件，这两个条件也还是阴和阳。打个比方好理解些，平时我们用锅烧水，火在锅底加热，水逐渐在热能的作用下蒸发变为水蒸气，我们看锅盖底下的水珠，就好比这个汗。这个过程就好比"阳加于阴"。在夏天我们很容易出汗，这是阳气盛大的结果，是自然的生理现象。我们读《伤寒论》阳明病篇，有谈到手脚汗出，这个汗出的特征是手足濈然汗出。汗出的原因是阳明的痞满燥实所致，是阳明不降导致阳热太过的一种汗出。

但是，大家不要以为，病人手脚容易出汗一定就是热的表现，真正阳明实热导致的手脚汗出在我的临床中并不多见。至少我从医十多年来，还真没遇到过这一类的。是因为南方地区的阳虚成为普遍现象了呢，还是因为我们标榜扶阳所以来找我的都是阳虚患者？在临床上，我发现这一类的手脚心汗出，更多的原因是寒郁在中，阳气的升降出入受阻，内外的对流障碍，才导致手脚容易汗出的。

这位病人常年吃冰冻饮食，损伤了中阳。我们说中是上下升降的枢纽，这个中阳受损，就好比动力不足了，无法斡旋升降，那么上下内外的交通就会有问题。所以，你会发现很多人手脚心容易出汗，不是真的热到汗出，而是这个寒导致的。我们结合这个病人的习惯可以推导出这个本质的问题，但是临床上还有没有其他的依据可以支持这个判断呢？当然有，如果你捕捉到阳虚的一系列症候，比如舌的表现，这一类阳虚病人舌质会比较淡暗或胖，有齿痕，舌苔偏白腻，在右关脉上会有明显的紧象，大便或溏烂，或干稀不调，前硬后烂。再加上颜面青白、口唇无华、少气懒言等这一类症状，我们就要高度重视怀疑这一类汗出属于阳虚内寒所致了。

其实，临床上就有许多症状是似是而非的。比如关于怕热这个问题，病人来到跟前就跟你说怕热，空调26℃都热到不行啊，但是你一看病人舌苔，淡暗胖，又有齿印，大便还是烂的。这明明就是一个典型的阳虚证啊，可是病人还成天喊热，这是有大问题的。所以大家在临床上，一定要留心。类似这样真真假假的情形还有很多，不要就简单地滑过去了。一滑过去，可能立法处方就会相差十万八千里了。问诊的时候尽量仔细一些，即便我们脉诊不过关，问诊问到位了，也能弥补脉诊的不足。

那么刚才提到的这个汗出和怕热，治疗上只要设法把寒去掉，内外交流一通畅，这些汗也好，怕热也好，自然就收敛了。

这个病人另外一个习惯特点是长期晚睡。我们在分析病情的时候，一定不要放过任何一个细节。没有一个病是无缘无故来的，必然都有缘由，而这个缘由都离不开不良的习惯。那么这个病人长期的熬夜晚睡，会导致什么结果呢？导致精的不足。大家去观察，刚出生的小孩，大部分时间都是在睡觉。睡醒后吃，吃饱了又睡，为什么呢？他是在蓄积能量啊。通过吃和睡，一方面气血生化有源，另一方面通过睡觉不停地蓄藏阳气，所以，吃得好睡得好的宝宝，往往都比较健康。达到一定的年龄后，男子会有精气的溢泻，女子会有月经的来潮。

那么，精和血之间是什么逻辑关系呢？肾藏精，主骨生髓，而髓生血。人体的造血干细胞是不是都在骨髓当中？临床上我们检验血液病，都要做骨髓穿刺，抽一些骨髓出来进行化验，因为干细胞都在骨髓当中，这是现代医学的认识。而在我们《素问·阴阳应象大论》也提到"精归化"，这个"化"字很妙，什么是化呢，我们平常说的变化，其实"变"和"化"是有区别的。《素问·天元纪大论》说："物生谓之化，物极谓之变。"事物的发展到了极点就会发生大的变化，而这个机制在于精。精可化为气，可以化为血。人始生，先成精，人也是从一枚受精卵变化出来的。所以，睡觉这个事情，看起来稀松平常，可是你把睡觉这件事做好了，生命质量就有保障了。

而我们这个病人，从初中就开始晚睡，算下来超过十年的熬夜生活，阳气的休养生息受到了严重影响，精的蓄积是不足的。精不足，自然血的化生就不够，再加上前边提及的这个寒。很显然，这个病在太阴、少阴，特点是寒虚夹杂。

通过上面的辨证分析，我们基本上完成了临证察机这个步骤。那么接下来是立法遣方用药了。这里面有什么原则要遵循吗？大的治则，常规的治则还是急则治标，缓则治本。又或者说，先表后里，先外后内。我的老师经常说，要从够得着的地方去入手。怎么理解呢？这就是次第的问题，先后的问题。

比如这个案例，既有寒，又有虚。这个时候能解决什么？我们很容易掉入的陷阱是虚则补之，一看到闭经，尤其是属于气血亏虚的，四物汤就开上去了。是不是所有的虚都要进补？当然需要，虚则补之嘛。但是，这个病人的太阴是有问题的，中阳是不振的，运化能力是差的，如果不去处理，对药物的运化也是要打折扣的。所以，这个时候一定要先解决太阴的问题，这叫磨刀不误砍柴工。如果我们着急进补，反而就成了欲速则不达了。

这个指导思想确认了之后，我开了一个桂枝法。

处方：

桂枝尖 15g	苍术 15g	朱茯神 15g	法半夏 20g
陈皮 15g	南山楂 20g	石菖蒲 20g	四制香附 15g
高良姜 15g	当归 15g	川芎 15g	西砂仁 15g
白豆蔻 15g	生姜 30g	炙甘草 5g	

7剂，日1剂，水煎内服。

相信大家对桂枝法、四逆法都不陌生。《伤寒论》说了，"救表宜桂枝汤，救里宜四逆汤"。表里是个相对的概念。如果我们把身体的问题都只分为表里，那么你只要握定桂枝汤和四逆汤就可以解决几乎所有的问题了。作为主宰生命活动的阳气，运动特点就是升降出入。如果我们把阳气的升降出入也做表里的划分，那么阳气的升、出视为表，阳气的降、入视为里，那么桂枝汤和四逆汤就能触及生命活动的根本，用得好了，就是出神入化的两把治疗利器。郑钦安先生在《医法圆通》书中，谈到了许多方子的圆通运用法，也一再地强调，《伤寒论》的113个方都是立方垂法。

那么，桂枝汤作为群方之首，经过圆通运用后，功效已经不仅仅限于治疗皮毛之表了。我记得卢崇汉师爷曾经说过，他用桂枝法可以处理六经几乎所有的问题。那么，桂枝法凭什么具备这么强大的功力呢？我们了解到桂枝的基本法其实组成非常简单：桂枝、术、姜、草。"辛甘发散为阳"，看到这个组成，大家有没有想到这句经典原文呢？这个组成里所有的药性味都是辛甘的，这就决定了桂枝法的作用是温通为主。这个温通对阳气的升降出入、流转循环意义非凡。正常的生理必须是阳气流转无碍的，如果发生了阻滞，主宰生命活动的阳气就无法正常运动了。这个阻滞如果发生在太阳，我们就说这是个太阳病，如果发生在太阴，我们就说这是个太阴病，以此类推。一旦这个阻滞严重到不可逆转了，生命就会画上句号。

因此，钦安先生反复强调："五脏六腑皆是虚位，二气流行方是真机。"又或者说，万病皆损于一元之气。所有的问题都可以归结到一元上，而我不知道大家是否注意到了关键词"流行"，这个流行讲的就是气的运动。而桂枝法的温通就是可以恢复这个流行的。从这个意义上来讲，在常规的时候，任何一个环节的阻滞都可以使用温通的办法。因此，说桂枝法可以治疗六经的阻滞是成立的。仲景说救表宜桂枝汤，那么钦安先生通过圆通变法后，桂枝法就不局限于治疗太阳表证了，通过药物的性味变化，就可以实现如钦安先生所说的"调和阴阳，彻上彻下，能内能外"功效了。

那么，阳气的运行阻滞了之后，最常发生的病理改变是什么呢？就是水饮和痰湿的停蓄。所以，在临床上许多时候，我发现桂枝法里头几乎都有茯苓、法半夏、陈皮、南山楂、石菖蒲这一类的组成。以前看到老师刷刷刷地这样排兵布阵的时候，我以为这样的布阵，是不是跟四川盆地的自然特点有关系？四川地处盆地，常年潮湿，因此这样安排用药是非常有地域特色的，因为可以除湿嘛。但后来发现并不是这样的，但凡阳虚之后，水饮痰湿的运化就会有问题。这样组成里就能构成苓桂术甘汤、二陈汤，是能够破解水饮和痰湿的。

所以，最近又有同仁问我，是不是你们南方才会用到桂枝法？我们内蒙古气候干燥，用桂枝法是不是会太热？这么问是没有认识到生命健康的原理。如前所述，但凡是阳虚，津液的输布就会受到影响，甚至殃及水谷的腐熟，这样就容易导致有水饮痰湿等病理产物。那么，桂枝法能够温通阻滞，恢复阳气的流行，没有阻滞了，怎么会热呢？

结合这个案例，病人太阴有寒，桂枝法可以起到温通的作用，通过温通，去掉太阴的积寒，重新恢复太阴开的作用，使阳气能够入里温养，并能够恢复脾系统的运化功能，使饮食有效地转化为水谷精微，为精血的化生提供物质保障。精血的化生有了保障之后，月经来潮的其他几个要素，例如肾气盛，天癸至，以及太冲脉的盛大也就都具备条件了。所以，钦安先生所说的"中也者，生化精血之所在，调经之大主脑"是真实不虚的。

实际上，中不仅仅是"调经之大主脑"了。因为它是生化精血之所在，那么一切疾病想要康复，跟中是离不开关系的。尤其是各种慢性病、疑难病，更需要在中上仔细打算。因为经典原本就说了："味归形，形归气，气归精，精归化。"身体内部的生理是存在这么个逻辑秩序的，没有想当然地吃什么就能补什么。现代医学虽然有肠外营养，解决了一些无法通过口腔咀嚼进食的困难，但是没有真正建立起这个生理的秩序，肠外营养还是只能归结为治标的办法。所以，"精不足者补之以味"，就是要我们从饮食五味的转化开始，从中开始入手。临床上，我们运用桂枝法的温通，恢复中的运化，这样的法则也称为"开中"之法。

这样一看，法就是随证而立的。大法立了之后，遣方用药也就跟着出来了。所以大家看到这个处方：

桂枝尖 15g	苍术 15g	朱茯神 15g	法半夏 20g
陈皮 15g	南山楂 20g	石菖蒲 20g	四制香附 15g
高良姜 15g	当归 15g	川芎 15g	西砂仁 15g
白豆蔻 15g	生姜 30g	炙甘草 5g	

一样地有苓桂术甘汤，有二陈汤，此外，还有良附丸等配伍。而通过这样的配伍后，尤其有了砂、蔻的力量，使整个方子的格局就不在太阳表上，而是往中焦走了。

我们所使用的砂仁是西砂仁，不是阳春砂仁，而且是不需要后下的。这个时候使用砂仁，更多的是希望纳五脏之气归肾，因为这个病人的底是虚的。纳五脏之气归肾，一方面是为了固住下元，另一方面五脏之气归肾后，能够为精的蓄积提供基础。当然，砂仁也有后下的时候，一般是中焦阻滞出现呕逆这种状况，我们就可以后下。

南山楂也是一个特色的用药。南山楂与北山楂是有区别的。《本草纲目》中记载南山楂"味酸甘，性微温。化饮食，消肉积，癥瘕，痰饮痞满吞酸，滞血胀痛"。《卢氏药物配合阐述》中指出南山楂"得砂仁，理脾胃，和五脏，而中枢运转"。北山楂的功效比较单纯，除化食消积之外，治疗滞血胀痛的功效是不足的。

大家注意到我用了四制香附。香附其实有很多制法，我们用的是四制。前人称香附是"气病之总司，女科之主帅"，广泛用于气郁所致的疼痛，尤其妇科病症和月经不调。四制是哪四制呢？童便、醋、黄酒、蜂蜜。小儿为纯阳之体，代表着无限生命力的阳气、元气充满全身，尿液是肾中阳气温煦产生的，虽然已属代谢物，但仍然保留着真元之气，与黄酒一起，可以促进化瘀生新，使气通而血流。而醋味酸，可以加强走肝的力量。蜂蜜是缓和药性的。

制香附和高良姜在一起，组成良附丸，我临床上经常会用到这对组合。在《金匮要略·妇人杂病脉证并治》中也提到了："妇人之病，因虚、积冷、结气，为诸经水断绝，至有历年，血寒积结胞门。"我引用这句话，是因为它对临证有重大的提示，这一类的虚、积冷、结气导致的问题，良附丸就是很好的破解之药。你看这对组合的特性，就具备这样的破解能力。陶弘景的《本草经集注》里边讲，高良姜味辛，气温，主暴冷，胃中冷逆，霍乱腹痛，腹内久冷气痛。而作为气病总司的制香附，恰恰可以很好地去调畅气机。

经过 7 天的服药后，病人第二次来就诊，反馈睡眠时间尽量往前提了，而且睡得比以前要深沉。胃脘的胀减轻了，胃中凉也有减轻。舌暗红，苔白。左脉略有滑势。

这个滑脉，我们知道它主痰多，主孕脉，包括女子月经来潮时，脉也是滑的。前面初诊的时候左脉略滑，不排除因为中阳不振导致痰生而有滑象。通过前边的治疗后，中满的现象减轻，而左脉却仍有滑势，那么有可能是气血充盛的一个象，告诉我们月经有可能要来了。

因此，在上方的基础上做了化裁，把炒小茴香加进去。

茴香气味辛温，是调肝脾的圣药，用的时候一定要炒黄。在《卢氏药物配合阐述》里边就谈到，茴香跟菖蒲、良姜同用，可以理心胃间之壅滞，调肝脾处之滞机，而腹痛胀满之疾可消。总体就是加强温暖肝脾的力量。

另外，我还开了一个薯蓣丸。嘱咐她胃脘不胀的时候，就开始服用薯蓣丸，每天一丸，用黄酒送服。

这里跟大家谈一下薯蓣丸。

薯蓣丸出自《金匮要略·血痹虚劳病脉证并治》，原文如下："虚劳诸不足，风气百疾，薯蓣丸主之。"古人善用"诸"和"百"等字眼形容数量之多、范围之广。乍一看条文，几乎包治了所有的虚劳、不足和风气引起的百疾。虚劳的提法首见于《金匮要略·血痹虚劳病脉证并治》，从全篇来看，虚劳形容了机体的各种耗损状态。那么什么是风气？风气则比较好理解，风本来是"风寒暑湿燥火"六气之一，六气的太过或不及都会对健康产生影响，风性开泄，易袭阳位，故又称"贼风"。风气容易引起什么病呢？头晕、出汗、感冒、怕风、中风、皮肤瘙痒等。

最早我对薯蓣丸有好感，是因为我的一个肾病综合征的小病号。治疗过这一类病的都知道，这个病特别容易感冒，稍微吹风受凉就会感冒，再加上小朋友都爱动，一动就容易出汗，一出汗更容易受风。这样的感冒就不容易好，而且这类的感冒会加重原有的疾病。我就想解决这个问题啊！绞尽脑汁地想办法，翻阅了经典，一看到薯蓣丸，这不正好讲的就是这一类病嘛！所以就有了薯蓣丸的制作。

肾病综合征使用薯蓣丸的这个情况容易理解。那么联想一下，这个风气的问题跟肝木关系密切啊。"天地阴阳者，不以数推，以象之谓也。"看过《思考中医》的读者还记得吗？刘力红老师在厥阴篇就谈到风的问题，风动虫生，强调了风与生殖的关系密切。男性的精子又称为"精虫"，女性的可不可以称为"卵虫"呢？

不知道大家还记得前面提到这个病人做过一个西医检查吗？她在 2012 年就做过一个西医检查，确诊了多囊卵巢综合征。我感觉这也是临床上女性常见多发的一个病。多囊卵巢的一个最主要的特征是什么？顾名思义，就是一个多囊样的卵巢，卵泡的发育受到抑制，虽然有很多小卵泡形成，却没有排卵。这个"卵虫"的生成有问题，从风动虫生的逻辑推演，这些都归类为风气系统的病变所致。所以，这个病人能不能用薯蓣丸呢？当然可以啊。而且不限于多囊卵巢的病人，只要是卵泡发育不良的，又或者是男性精子质量差的，我认为都可以用这个薯蓣丸啊。而这一类的病往往冰冻三尺非一日之寒，是很难图速效的，治疗上不可能一蹴而就。丸药是可以缓缓图之的，服用和保存都方便，病人一般都能坚持下来，而且临床使用的反馈大部分都是正向的结果。

这个病人第三次来诊的时候，说胃脘的胀满已经没有了，但脘腹这个部位还感觉到凉。左脉的滑势也感觉比上回强了，预感到月经应该快来了。这个时候就应该乘胜追击，顺势而为了。

我发现在临床上，守法是非常重要的，这个法，要守到什么时候，才能转入下一个法？往往我们都守不住，守不住就真的会方寸大乱。就比如这个病人，这个时候看起来中的问题似乎已经解决得差不多了，是不是应该给她上点补药，补补气血之类的了？不是的。这个时候脉势很滑，预示经过前面的处理之后，饮食五味得到了高效的转化，水谷精微逐渐充盛起来，气血当然也逐渐旺盛了，那么月经已经有来潮的资本。正所谓"气行则血行"，或者说"血得温而行"。

　　气的通畅是极其关键的。我们看临床上其他一些类型的月经不调，比如痛经，比如月经来得不畅，都与气滞有关。因此，我们要继续为这个通畅创造条件。而且，这个病机有寒，脘腹的凉也没完全去除，就说明气运行的道路还存在阻滞，因此这个时候还应该是以温通为法。如果我们贸然去补血补气会怎么样？首先达不到所希望的效果，其次，可能还会增加阻滞，增加其他的问题。

　　因此我继续在桂枝法的基础上把制益母草加了上去。

　　这里的益母草也是四制的。说起这个制益母草，还是拜冼建春老师所赐。冼老师前年来南宁医馆指导药房工作的时候，跟我说了一嘴，制香附要是有制益母草辅助，基本上没什么妇科病了。我听了如获至宝，赶紧叫药房炮制益母草。这个辅料与制香附略有不同，用的是盐、黄酒、醋和姜汁。《神农本草经》曰："充蔚子味辛微温，主明目益精、除水气。""益母草，一名益母，一名益明，生池泽。"益母草的性味是苦、辛、微寒的，因此在制的时候用了这些辅料，为的是加强走下焦、入肝经的力量，并能制约它的寒凉之性。这样，就真正能实现如《本草汇言》讲到的益母草功效："行血养血，行血而不伤新血，养血而不滞瘀血，诚为血家之圣药也。"

　　用了上方后患者月经就来潮了。

　　她月经干净后，脘腹也逐渐温暖起来。这个时候我们就要转法了，从中转入下。中路已经打通，就要抓住时机益气添精了。很多人会问，你是凭什么判断中的问题已经解决了呢？我是这么来判断的：原有中的症状已经消除，包括舌象，右关的紧滞已经没有，病人的饮食转化能力已经恢复，比如胀满、大便溏烂没有了，或者原来总是口疮溃疡、咽喉痛都不再犯了，这样我们就可以判断中的问题得到了有效解决。因此可以转法去益气添精了。

这个病机是有寒有虚，病史也很长。不要以为这次有了月经的来潮，下个月她就能按时而来。这一类的病人，底子是严重不足的，精不足，化生血的资本就不够，就无法维持正常的月经周期。这种病人的精要能充盛起来，是非常需要时间，非常需要医患彼此的配合的，如果患者依从性差，比如仍然保持各种不良习惯，那就有点遥遥无期了。所以，时隔近9个月的闭经后，她的月经来潮了，但是下个月她不一定能够按时来潮。这个时候要耐心地去守，一有机会就要抓紧填精。等到精足之后，月经才有来潮的可能。这个阶段的守法也是必须的。如果病人没有出现其他的外感，或者又出现中的问题，这个法就可以守相当长的时间，比如半年，或者一年。只有这样做了，才能恢复她正常的月经周期，甚至作为女性而言，她的孕育功能才能恢复起来。否则，这个病人将来想要怀孕，也是困难的。

在《黄帝内经》为数不多的方子里，其中有一个处方就是治疗血枯经闭的——四乌鲗骨一芦茹丸，大家看这个方子的特点，芦茹是什么？是茜草。"四"和"一"是乌贼骨和茜草的用量比例，按照这个比例做成雀卵那么大的丸子后，用鲍鱼汁来服用的。

《神农本草经》里记载乌贼骨："味咸，微温。主女子漏下，赤白经汁，血闭，阴蚀，肿痛，寒热，癥瘕，无子。"而茜草还有一个名字叫"地血"，像地之血，性味是苦寒的，主寒湿，风痹，黄疸，补中。很显然，茜草可以解决经脉的闭阻。而鲍鱼性味也是咸温的，和乌贼骨一样天然就是入肾的良药。

这样的药物组合，一方面解决了血枯，另一方面解决了经脉的闭阻，这样月经就有来潮的条件了。用的是丸剂，说明也是不能速效，只能缓缓图之。

这个方子，我还没有真正用过。但是圣人立方垂法，我们在四逆添精的处方里，常常会用到参芪，以及一些补肾添精的药物。在附子的带动下，就能够入到少阴，真正就实现道家所讲的添油续命了。

总结一下，我们的桂枝和四逆添精法，其实也都是为月经来潮创造条件：桂枝法更多是去温通，四逆法目的就是添精，从这个角度来看，桂枝

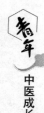

法就是给四逆法的运用创造条件的。所有的慢性病、疑难病到最后，都要在这个法上收功。

像其他的一些慢性病、疑难病也是这样处理，病能发展到这个程度，说明正气已经非常虚衰了，而生命还一天天在消耗，在走下坡路。你要想扳回来，谈何容易。

从桂枝法转到四逆法，是需要有条件的。因此我们用四逆法，在常规的法则里，中路的问题没有完全解决的一定要慎用附子，道路还没有打通，附子就入不了少阴，它根本作用不到那里。

入不到会怎么样呢？附子就是一团火啊，那么，阳热就会在体内积聚，它就会出现不好的后果。所以，可能大家在临床上会有感受，为什么用了附子，反而有些病人会口舌生疮，或者睡不好，或者胃口差了呢？就是这些前面的条件还没有创造好。

所以，你只能很小心地去进退。千方百计保护中路畅通的前提下，再去温肾纳下，培补下元。经过这样的处理，我们就能完成经典所讲的"味归形，形归气，气归精，精归化"这样的生命秩序，重新让这个秩序运转起来，生命质量就有了保障。所以，当病人问，我的药要吃到什么时候？你心中就会有数。

我对上述两个病案的体会：阴阳是讨论一切疾病发生、发展、变化、治疗及预后的总纲，如钦安先生在其著作《医法圆通》序中讲道："以病参究，一病有一病之虚实，一病有一病之阴阳。知此，始明仲景之六经还是一经，人身之五气还是一气，三焦还是一焦，万病总是在阴阳之中。仲景分配六经，亦不过将一气分布上下、左右四旁之意，探客邪之伏匿耳，舍阴阳外，岂另有他法！"阴阳虽分三阴三阳，但合之则为一阴一阳。而之所以分其为三阴三阳，就是要方便人们探究病邪之所在。

上文所举不孕、闭经的表现并不算复杂，但伴随其间出现的不同脉证，为我们契入六经提供了有力的实据。不孕也好，闭经也罢，其实六经的病变都可以造成，不唯太少二阴。

如果我们能通过这两个病的辨治洞见六经眼目，也应该学会举一反三，能够以六经眼目观治百病了。

■ 七、对江油附子的认识和运用体会

在《卢氏药物配合阐述》这本中药"琅琊榜"中，附子位列第三。虽然在第三，但是卢氏对附子的论述不可不谓惊世骇俗："附子大辛大温大毒，至刚至烈，且刚中有柔，能内能外，能上能下，为药品中最大一个英雄也。以之治人，人健而身轻；以之治国，人和而国泰；以之治天下，而亿万年皆成盛世也。"文中所论乃江油附子。其实，国内种植附子的地方并不唯江油，在陕西、云南、四川凉山等地方均有种植。但江油附子的确有它的不同凡响之处，我认为这个盖世英雄的诞生，有着天造地设的因缘。

第一，是地理特色。

江油附子的产地在四川省绵阳市江油市（县级市）境内。县志对江油的介绍大致如下：它位于四川盆地西北部，强烈地震带龙门山脉的东南，以平坝和丘陵地貌为主，常年气候温和，雨水充沛。涪江缓缓流经此处，还是"中国火药之乡"所在地。

在查阅资料的时候，"强烈地震带""火药之乡"这些字眼引起了我的注意。关于地震缘由的认知，从古至今众说纷纭，如果从阴阳角度来探讨，看似复杂的问题反倒简单了。西周时代，阳伯父便指出地震乃"阳伏而不能出，阴迫而不能蒸"所致。"阴阳者，天地之道也，万物之纲纪，变化之父母，生杀之本始，神明之府也。"天地阴阳之间的交感作用是万物生成和变化的肇始。那么"阳伏阴迫"意味着什么？意味着阴阳本有的升降出入运动发生了严重的阻碍。由于阴邪的紧密束缚压迫，阳的升发运动受阻，伏而不能出，当阳的蓄积达到了极限，最后会以"地震"的形式挣脱阴的束缚，并释放能量，使阴阳升降出入运动达到某种平衡。

不言而喻，龙门山脉属于强烈地震带，其地底下就蓄积着大量的能量。真的就是一片热土啊！而且，要知道四大发明之一的火药，其原材料硝石大部分就源自这里。说这里的石头甚至都能点燃也一点都不为过。江油境内至今尚存不少硝洞遗址，古代制硝工艺流程依然保存完好。这样的地理特色，天然赋予了江油附子阳气十足的土壤环境。

第二，是栽培方法。

江油附子是高山育种，平坝栽种。附子的种根并不是附子本身，而是源自青川、凉山等地生长于高寒山地的乌头。每年的12月，大约冬至前后，才移栽到江油平坝地区。这个特殊的栽培方式唯江油附子独有。曾有学者研究多年，尝试在江油本地平坝育种，再移栽，虽能成活，但根腐病和病虫害严重，植株易倒伏，亩产极低，到现在都无法推行。江油附子特殊的栽培方式，仍与附子本身的特性，以及江油的土壤环境有关。而陕西、云南的附子并不需要这么繁杂的工序，照样可以野蛮生长。

那么，江油附子在生长过程中，一般会经历两次刨根，在4、5月的上旬，每株附子被挖开根部，把两枚较大的附子留下来，其余的附子刨掉，然后再埋上土，当中要留心不能伤到主根。这么费工费时的方式，亩产量会下降，但附子的品质却会更上一乘，因为只留了两枚，所有的营养供给都给了它们。到了6月的夏至前后，附子就进入采收时节。如果不及时采收，附子会烂在地里。附子一旦挖出来也要赶紧处理，否则过不了3天，就烂得一塌糊涂，毫无用处了。而其他地方出产的附子，采挖时间长达1～2个月，附子亦都不会腐烂。

刘力红老师曾经说过，从冬至一阳生时的移苗，到夏至一阴生时的采收，江油附子的一生，大抵都是在阳局里。因为这样一个充满力量的时空特色，江油附子能不拥有宇宙间的洪荒之力吗？！

从高原上下来，走到平坝，在热土里煎熬大半年，江油附子的使命其实并没有完成。纵然原本就有一身武艺，它仍需要被打磨，才能充分地发挥作用。"火神派"鼻祖钦安先生曾说过：附子便是一团烈火。生附子之烈尤甚。这团烈火，如果医者驾驭得好，可以纠正一些极阴极寒之证；驾驭不好，就是一团壮火，反而会耗气散气，引发出新的问题来。

第三，就要说到加工炮制。

现代药理学研究附子的毒性源于其所含的双酯型乌头碱。使用不当，极易发生乌头碱中毒。生附子所含的双酯型乌头碱含量最高，一般都需要经过进一步的加工处理，才是一味安全有效的良药。如何处理？据载有炮法、火制、烧、炒、炙、煨、蒸、煮、辅料制等名目。加工目的都是为了制约附子的烈性，减毒增效。清代《本草问答》记载："四川彰明县采制附子，必用盐腌，其腌附子之盐，食之毒人至死，并无药可解，可知附子之毒甚矣。"江油市的彰明县即江油附子的主产地，至今盐制法仍然在江油附子的制作中广泛使用。

同有三和中医使用的附子以白顺片为主。白顺片是怎么制作的呢？每年6月江油挖出来的鲜附子，洗净后先丢进胆巴池里，胆巴即盐卤，特性阴寒，反而能将生附子的火热之性锁住，使之不至于迅速灭绝腐烂，能够长时间地保存下来。接着，浸泡过胆巴的附子，煮过之后（煮法也是降低附子毒性的方式之一），再根据不同的需要去皮或者留皮。去皮这道工序是选用竹刀手工剥皮，还是使用化学原料机器去皮，在整个制作工艺中是第一个重要环节。

接下来第二步是切片，根据需要顺切或横切。

第三步是将附片进行漂洗，目的有两个，其一是为了去胆巴；其二是水解附子毒性。这一步几乎可以是认定江油附片优劣的关键所在。毒性大的生附子制作成附片，既要安全，也要有效。整个江油市，懂行的人已经是凤毛麟角。去胆巴和附子药性之间的平衡如何把握？漂洗太过，附片药用的价值也会降低；而胆巴太多，阴寒的品性必然制约附子的力量。

故而附片的功效，成也胆巴，败也胆巴。究竟胆巴含量应该是多少？迄今并无统一的炮制规范和标准。但在江油附子的加工界里，有一条不成文的内部约定，即附片的胆巴含量不超过8%。然而这个比重的附片，口尝尚有一股咸涩的味道。使用不慎，往往会导致腹泻、呕吐。在胆巴的漂洗过程，有经验的老药工每天都会仔细观察附片的颜色，同时一点点地口尝，感觉附片是否还有咸涩味，直到咸涩味已经很淡很淡了，再将附片取出烘干而成。烘干这道程序，也颇费人工，有的索性都用机器烘干，但是机械的烘干时常会有片质不均匀问题。人工烘干，则需要人手不停地、反复地翻片。

去皮而顺切的附片便谓之白顺片。制作精良的江油白顺片，对比于他处的附片，口尝几乎没有咸涩味，而且油光可鉴，实握丰盈，片面维管束发达，纹理清晰，竹刀手工去皮的痕迹清晰可见，关键是将附子的药性也完好地保存下来。看似简单的工艺，其实处处需要留心。经过加工后的附子再进入临床，就是相对安全的良药了。使用是否得宜，关键还是在医者的认识。

介绍到这里，回头总结一下江油附子的特性。江油附子生长在龙门山

黄靖：退步原来是向前

强烈地震带，本身就具足阳气高度蓄藏的象，这个象使得附子天然与"坎中一阳"同气，是要入到少阴，在少阴的层面来启用的。通过温暖生命之水，启发精气的转化，进而发动一系列的生命活动。附子的特性，对于归根复命有着非凡的意义。但是，附片要达到这样的作用，需要创造条件。创造什么条件呢？附片入到少阴的条件。如何创造？从"味归形，形归气，气归精，精归化"这样的基本生理秩序来看，重点是"味归形，形归气"的步骤要先走好。我们强调开中，维护太阴、阳明系统的功能，首先就是使精的来源有保障，使化的源头充足。化源充足之后，形气这个物质能量之间的转化才会有条件，进而为精的储备提供原材料。

具体结合上文备孕案例这位病人的临床诊治，实际上也应该遵循这样的治疗次第。如果次第把握不好，一见阳虚便投以附片，反而出现上火；或者动辄投以大剂量附子，以为量大就能扭转乾坤，殊不知这团东西是烈火，不当机而用，不但不能创造生机，反而会引发更多问题。所以，这个病人当下来诊的时候，反馈了中焦阻滞的现象，我们只能根据当下的情形，先解决中焦阻滞的问题。那么，由于这个现象只是临时出现，并不是这个病人长期以来的一个常态，所以我只开了 3 剂，估计也应该可以解决这个问题了。后来果然如此。

■ 八、临床中药何处去

医药分家是当今业界普遍存在的怪现状。习医者不察药性，制药者不明医理。然而，古代中医是医药不分家的，谈医而药就已在其中了。那时中药的定位很清晰，就是为临床需要提供支持。中药要怎么做，什么时节采收，如何炮制，剂型要做成什么样的，完全要看临床治疗的目的，因此前店坐堂，后院炮制在以前是很正常的现象。不知从何时起，中药在一片呼声中走上了另外一条路，脱离了中医理念指导下的中药，服务于临床的本位也悄然倾斜了，利益障目之下，饮片危机也逐渐显露出来。

我就读的中医院校，中医学和中药学专业也是分开的。中医专业学习中药只有一本《中药学》。大家仿佛就形成了一种认知，即中药的问题就由中药学人员来把关就 OK 了。但是真正临床了之后，却发现不尽如人意。

十年前的一个治疗案例引起了我的关注，当时一位高龄腹泻的老太太，刘力红老师辨证后使用了四逆法，初用不效，后来改用江油附子，腹泻马上就止住了。而后病人又自行购买附子使用，又不效。再用回江油附子，又有效。如此反复，显然附子是主要的问题。由此我开始关注中药饮片市场，尤其是炮制，不能否认还是有一批有良知的同仁在恪守古法炮制，但乱象也是很严重的。利益的驱使下，掺杂、增重、染色、以次充好、以假乱真的现象令人触目惊心。

你看——

低廉的外地附子大量进入江油，加工后冒充江油道地附子。即便真的是江油的附子，但由于炮制技术的特殊性，掌握不了技术的厂家不免粗制滥造。

桂枝随意取材，露天暴晒，雨淋霉变，经处理后喷上桂油焕然一新。

白薯晒干切块冒充茯苓。

人参提取有效成分后制成糖参重新进入市场，或加工过程使用大量化学制剂。

为了节省成本，巴戟天草草蒸晒了事。

艾叶采收后立即加工成艾条存放，美其名曰"N 年陈艾"。

为了方便长时间保存，许多饮片大量熏硫。

……

令人失望的是，饮片质量的问题，其实到了炮制环节，也有点亡羊补牢了。如果在原材料种植阶段，就已经抛弃了良心，炮制做得再漂亮又如何呢？相比于除草剂、杀虫剂、杀菌剂、壮根灵、膨大素的大肆使用，年限不到就采挖似乎也不算得恶劣了。

市场上这样的饮片比比皆是，不仅外观养眼，而且价格美丽，但你敢用吗？作为一个医师，你敢给自己或家人开这样的药来吃吗？我是不敢的。

不少地方的中药饮片已经默认了参照现代西药思维进行监管了。这个问题还不好一刀切，在环境日益污染的时代，如前所述因种植不当导致农药残留以及重金属这一类的问题还是必须要重视的。但是，中药饮片的成分和含量测定，是否就完全代表了中医临床使用中药所必需的因素呢？

本想委婉地说这是值得商榷的，但摸着中医的良心不得不说，这个观念是有问题的！

不妨追溯一下中药的使用背景吧。在有据可靠的史料中，《周礼·大聚》说："乡立巫医，具百药，以备疾灾。"周朝就有了用药的记录，在此之前的商朝，伊尹开启了汤液的创制。那个时候的药分五类，即草、木、虫、石、谷。巫医流变之后，《黄帝内经》诞生，其中系统阐述了中医的生命观，以及上古圣人对健康和疾病的认识和治疗。不难发现，中医理念与现代医学截然不同。如果从《黄帝内经》时代算起，中医在神州大地已经为中华儿女的健康保驾护航了上下数千年，古代的医生们有谁在使用中药之前要先测定含量吗？没有。没有成分和含量测定下的中药，是否就让疗效大打折扣了呢？这显然是值得商榷的。

那么，中药是凭什么治病的，中药的疗效靠什么？如开篇所述，中药要能够正确地发挥效用，离不开中医理论的指导。尽管我不愿意将中医药分开而谈，但在这个问题的表述上，不得不暂时分开。这个话题如果要展开，涉及的面很广，譬如首先要去谈论中医的生命观。中国古代圣贤所认识的生命，不是肋骨变的，生命不仅来源于父母的交媾，其重要的先决条件更有赖于天地合气的大局因素，先有天地，而后才有男女。因此，"天地合气，命之曰人"，或"人禀天地之气生，四时之法成"，类似这样从整体大局视角来表达生命构成的内容在许多中医经典里比比皆是。那么，个体生命呱呱落地之后，人生于天地之间，自然要遵循天地的运作规律，要受天地变化的影响。

生命活动之所以能够正常，是在与天地规律协同的基础下，人体内部的阴阳和合。所以疾病的发生，简而言之，不管是来自天地的风寒暑湿燥火，还是人自身的喜怒忧思悲恐惊的太过不及，最终都是打破了这个协同，阴阳失和而成。所以，中医治疗的最高目的，就是要恢复这个和平。

好比韭菜是春天生长，稻子秋天收，茴香冬天才下种，这些规律的背后是天地的力量在起作用。天气变化出寒凉温热，从而有了风寒暑湿燥火的不同气候特征。因为气候的不同，大地上生养的植物就呈现出多姿多彩的生长收藏特点，不同的植物有了不同的气味，而不同地域生长的同一类植物，因为时间的差别而使气味有了差别。这个地域和时间就是道地，气味就是阴阳。

人类要与自然同步，最重要的条件就是时间上的一致。所以《黄帝内经》说了，"天食人以五气，地食人以五味"。通过应时的气味摄入，与天地阴阳的步调协同就有了基本保障。古代圣贤就非常讲究，孔夫子提到了很多饮食情状，如失饪、割不正、不得其酱等。而不时不食，不是这个时节出产的粮食不能吃，用现在的术语，就是反季节的果蔬。殊不知，反季节就是不相应啊！科技手段一发达，秋冬才能吃到的萝卜，一年四季都可以见踪影了。我们不由得惊叹科技的力量，然而科技强行改变了春生夏长秋收冬藏的规律，植物的阴阳也改变了，夏天的萝卜具有了火热的特质，你吃的萝卜已经不是那个萝卜了。人们满足了口腹之欲，却没有料到长期摄入与时间不相应的食品，内在的和合可能也悄悄改变了。

基于上述指导原则，真正的中医凭什么开药？中医就是要利用植物的阴阳，来调整人身失衡的阴阳；不是要利用某种成分或含量多少去杀死细菌、病毒，而是虚则补之实则泻之，寒者热之热者寒之，以平为期。其所开具的处方，饮片的四气五味综合起来，就可以处理人体内部的寒热虚实，将阴阳调至和平，治疗的目的就达到了。所以刘力红老师说：开方就是开时间。

显然，成分也好，含量也罢，不能完全代表中药的阴阳，更不能代表四气五味。真正的中医，也不会去查阅现代药典里的中药成分和含量之后才给病人开具中药处方。那个时候的"葵花宝典"更像是《神农本草经》之类的。如果我们要拼一下现代药理，那么一张复杂的处方，每一种饮片的成分多种多样，含量各自不等，经过高温煎煮，进入消化道，再混合消化液后，如何确定是什么成分在起作用？这个问题至今还是未解之谜。

如果我们以偏概全，仅凭现代西药的标准来衡量中药的质量，那就无异于削足适履。

殊不知，强调成分、含量的标准，刚好给一部分不良商人钻了空子。因为，只要成分含量达到标准，其他的都好说。而优质的饮片对应着良好的道地，高技术的炮制加工，自然地价格不会很低廉。譬如巴戟天，生的巴戟天有涩口麻喉感，真正入药的巴戟天，需要经过九蒸十晒，如果没有九蒸十晒，最起码也要三蒸四晒。光第一次蒸煮就要连续两天两夜，此后每次蒸煮的时间是一天一夜。煮了之后拿出来日晒，起码做到三蒸四晒，做出来的盐巴戟才会有甘甜感，没有麻涩感。这样的工序成本就摆出来了。

另外，我们自己也做过丸剂，其中的成本很清楚。为什么市面上会有几元钱的丸剂销售呢？比如，网上有资料称"人参的叶子和须的有效成分远高于根，但是实践疗效显然根远强于叶子和须，于是厂家可以拿叶子来代替根，作为制剂的原料，节省成本，而药效则明显不如汤剂，送检却是合格的"。也就是说患者拿到的含有人参的药丸里，有可能人家只是拿叶子和须来做的，里边并没有人参。近几年国家开始搞中药溯源，或许也是发现了这一系列的问题，中药溯源工作开始启动。

在一片中药难喝、难煮、不方便携带的呼声中，配方颗粒应运而生。中药配方颗粒是以单味饮片经过提取、分离、浓缩、干燥、制粒、包装而成的，在一定时期忽然成为新宠。目前国内的配方颗粒都是单味药提取后，再根据医师处方调剂混合，不存在先煎、后下。

配方颗粒的感觉更像是传统中药散剂的升级版。我个人的临床实践表明，同一张处方的配方颗粒和传统煎煮，疗效的差别还是存在的。但查阅配方颗粒与饮片煎煮对比的资料里，大部分的资料竟然显示疗效是一致的。而这其中的科研设计方法，是否前提上就已经不在中医理论指导下执行？然而也还是有不同的声音："生脉散（人参、麦冬、五味子）一起煎汤的疗效，显著强于将以上 3 种颗粒混合后的冲剂；四逆汤（附子、干姜、炙甘草）中，一起煎汤，不仅疗效显著强于将他们混合的颗粒配方，而且附子所含的乌头碱的毒性大大降低。研究发现，这是因为几种药材一起煎汤，其间它们所含的有效成分发生了一系列的化合、络合、共溶等化学变化，达到传统中医理论认为的疗效，而颗粒配方则没有或者很少有这些反应，使疗效大打折扣，这在许多配方上已有反应。"

公允地说，配方颗粒不能一棍子打死，也还不能说没有效，但是这个疗效对比，科研方案还有待进一步合理地设计。

中药的剂型除了饮片之外，还有膏、丹、丸、散等，真正需要做成什么，怎么做？首先还是回归临床中药的定位上来，中药如何组方、调剂，完全是根据疾病的机理和临床医师的治疗方案而定。说一千道一万，回归传统难道不好吗？如果有机会，我们希望从源头抓起，从种植就开始介入，直到炮制、存储等环节，环环把控，为临床提供医生自己也敢吃的中药。

■ 九、小谈医学传承与人才培养——从经研所小兵到临床带教 老师

2005 年 7 月研究生毕业后，我去了广西中医学院第一附属医院肿瘤科，轮科三个月后，忽然接到导师的电话，你在那边干得怎么样啊？不怎么样！那时的我，已经在犹豫是否离开我理想中的中医渐趋式微的体制，去寻找一条更合适的路子了。不料导师的一个召唤，我回到了经研所。

经研所正式在 2005 年的 10 月 25 号成立，彼时的所长是唐农老师，首席教授是刘力红老师，所长特别助理是刘方老师。我是所里唯一的兵。一共才 4 个人的经研所，要干的还是一件中医界的头等大事：中医的学术传承和人才培养。这对刚毕业的我来说有点懵，也没有什么岗前培训，更没有什么明确岗位，反正就这样直接上班了。

至今回想起来，那个状态的我，遇到一个不做计划、不苟言笑的老师，跌跌撞撞地开始学习如何做事。从扫地、浇花、沏茶、擦桌子、整理物品，到接听、回复各种来电咨询和邮件信件、记录各种善款的来源和支出，跑腿需要关联的校内外部门，学习摄像、照相，按学校要求填报各种科研材料，出门诊，管病床，十个八个住院病人都是一个人管的，老师来查房开完处方就走了，所有的病历病程都是手写完成的。此外，还得一边不断熟悉西医的相关知识和技能，一边把中医的思维和技术不断地落实在临床上……

值得一提的是，经研所成立后的次年春，刘力红老师及唐农、刘方老师三人一起拜师卢门，自此经研所大力挖掘仲景钦安卢氏一脉。在早期没有条件跟师的情况下，主要通过师徒电话沟通来实现跟师，电话录音即由我逐一转成文字。类似这样的学术资料整理和保存在那个时候已经形成规矩，不论是录音、摄像还是照相都分门别类存档下来。经研所延请的诸师讲学，但凡有录音，基本上都转成了文字，并对内容做了一定程度的梳理。

经研所成立的第 3 年，在广西组织举办了泛中医论坛——"第一届扶阳论坛"，特邀卢崇汉、吴荣祖及李可三位老师主讲。与会代表 120 余人，来自海外的占了 1/4，论坛搭建了良好的学术交流氛围，在业界引起了极大的反响。而我亦通过参与活动组织得到了锻炼。

刘力红老师话不多，但是你的工作情况如何，似乎都逃不过他的法眼，做得不对的地方，自然就直接指出改正。就这样，慢慢在一件一件细小而繁杂的事情里，先是能够完成任务，然后再学习如何把事情做到更有效率和圆满。"凡事有交代，件件有着落，事事有回音"这样的情形，大约就是在各种做事里渐渐培养的一种能力吧！而我一个人的战斗大约持续了3年，直到2008届的研究生毕业，终于有同门留下来和我并肩作战了。

如果说经研所时代是对中医学术继承和人才培养模式的探索，那么时过6年之后，2011年8月同有三和中医平台创立，就是把前期探索的学术继承和人才培养模式进一步落地。我又因为临床最早的缘故，主要负责临床工作的管理。2014年受命筹建南宁同有三和中医门诊部，次年2月份正式对外营业。管理职责更大了之后，我越发真心要感谢当时经研所时代的各种锻炼，更感谢自己也挺了过来。如果没有那一段的经历，现在的我不会无缘无故有能力应对那么多专业技术之外的管理问题。所以真的是老话说得好，年轻时能吃点苦头是好事。

作为一个致力于学术传承和人才培养的平台，自然少不了涉及培训授课。还记得研究生毕业找工作的时候，老师对我说过，做老师的如果没教好，那就是误人子弟了。因此我对上台讲课一向是有敬畏甚至恐惧的，生怕讲得不对，造成严重后果。结果是怕什么就来什么，还记得第一期中医经典课程培训的时候，由于在当时的研究生群体里临床时间最久，当时的负责人湛总认为我是有干货可以分享的，因此被抓了丁安排上台分享。过程很狼狈，天南海北讲了一大堆，估计学员也是听得云里雾里不知所云。

众所周知的中医经典课程举办了16期后，刘力红老师已无暇亲力亲为，最后索性不讲了。他希望更多的是我们学生去分享。这样就有了妇科和儿科临床培训课程，作为临床实践最久的学生之一，我不得不又硬着头皮上了。一开始仍然很艰难，好像你越想讲好，就越讲不好。词不达意，言不由衷，逻辑不畅，突然卡壳、断片、语塞这样的情形时有发生。老师点了我：你太想求好了，有了这颗求好的心，你就被障碍住了！于是自己反复琢磨和熟悉，除了PPT还不够，索性就先弄好讲义，以平常心做分享，慢慢那种畏惧之心就没有了。而在这样的过程里，训练自己如何组织语言，如何逻辑自洽，如何自己明白了让学员也明白。值得欣慰的是，我们自主探索的临床课程，得到了不少同行的认可。

　　2019 年春，我受邀参加三和书院的战略会议。我是头一次实际参与会议。在这次会议里，我突然发现在二阶段三和班的跟师环节里，仲景钦安卢氏这条线上的带教力量是不够的。唯一的导师日理万机，要像以往带研究生一样的带学生，显然已经是心有余而力不足了。那怎么办？只能我们自己跟上。具体怎么办呢？回来后我和南宁医馆的医师同门商量了此事，大家表示没有经验。然而我决心推进此事，于是就有了进修这个项目，最初的带教老师只有我和赵江滨两个人。3 个月的临床跟诊和授课下来，学员们表示收获很大，这给我们带来了很大的鼓舞。进修项目优化后，于是就有了"百日筑基"项目，通过为期 3 个月的临床跟诊和授课，病案讨论、答疑等系统训练，希望学员能够运用六经辨证处理临床上的常见病和多发病。真正的带教就是从这里开始的。

　　作为刘力红老师最早的研究生之一，独立出门诊的时间相对大多数师弟师妹而言也是最早的。自然地，我在出门诊期间，许多师弟师妹也轮流过来跟门诊。同有三和中医创立之后，广西中医药大学精诚学社的学生也会过来实习跟诊，那时候谈不上带教。"百日筑基"项目开展之后，跟诊和授课有机结合起来，学生收获多少，考验的是老师的综合素质，即临床能力、专业功底和教学水平。而大多数时候，这几个能力并不能平行一致，有的会偏重于临床，但讲授却差强人意；有的能讲，但临床实际还有差距。不管怎么样，医必先明理而后始言方药。如果我自己都搞不明白，只知道依葫芦画瓢，那自然我也讲不清楚所以然。只有自己明白清楚了，才能掰开揉碎，再传递给对方。所以更多的时候，我把精力放回对医理的钻研和梳理上。以前，对经典的认知，由于没有任何外界的压力，只管去读，期待书读百遍其义自见，然而书读了不少，其义不见得能自然呈现。但是通过教学，倒逼自己要真正沉下心，用心去琢磨和品读经典，竟然有了柳暗花明的感觉。这大概就是所谓的教学相长吧！

　　以上是我对从 2005 年加入经研所至今，自己接受和探索从事中医人才培养和医学传承的一点回顾。

卷一

黄靖：退步原来是向前

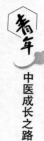
■ 十、从零开始学习做同有三和首家中医馆

因为杨海鹰老师对刘力红老师的一个提议："《思考中医》出来了，中医是不是真如你说的那么好，你现在还是一个思考，能不能让它落地？"于是就有了 2011 年同有三和中医的创建。

作为一个定位为教育传承、学术研究和养疗服务的平台，其实需要有一支给力的管理团队。彼时除了刘力红老师本人，只有善东湛龙华先生做过管理，秉着扶上马送一程的态度，湛总带了半年的管理后因自家公司业务繁忙而退出。

同有三和不得已迎来职业经理人的时代，而医疗毕竟还是专业的事情，在一大波学生里，我最早从事临床，于是就被赶鸭子上架般地开始负责临床的管理工作。但初期因为各种客观因素，同有三和的临床开展还只能是犹抱琵琶半遮面。直到 2013 年年底，因为一场变故而临危受命，在杨海鹰老师、刘力红老师的主张下，开始负责创办同有三和的第一个正式医疗机构——南宁同有三和中医门诊部。总部投资了 200 万，还记得杨海鹰老师笑眯眯地说："是骡子是马，拉出来遛遛吧。这 200 万就当作学费，要是玩完了也就完了，完了我们也认了。"话虽这么说，但我知道老师们对这个机构还是抱着很大希望的。

于是从 2013 年年底开始，我和同事跑遍整个南宁市区到处找合适的地方。当时的政策并没放开，设置医疗机构还有诸多的限制，譬如医疗机构之间的距离、层高、消防通道、周边环境、居民同意等，需要工商局前置审批，命名核准，符合资质的业务负责人要求，还要考虑停车、交通等问题，相比现在仅需备案手续而言复杂得多了。大约寻寻觅觅了半年，终于找到了门诊部现在的所在地——青秀区云景路 10 号。地方找到之后，为了降低租金和停车位问题，找了许多关系，还给业主老板递交了申请，来来回回跟业主去磨，直到业主将租金降到合理范围。租赁协议签下来后，我向广西中医学院一附院仁爱分院正式递交了辞呈。院长感觉惋惜，但也出于理解，同意了这个辞职。

在办理医疗机构设置过程中，由于受命名的限制，几番与辖区卫计局交涉，原本只是想设置一家小而美的中医诊所，但最终只能设置为中医门诊部，并且为了满足门诊部的建设标准，还必须有化验室，聘专职人员。其实大型综合三甲医院拥有强大的检验队伍和设备，相对我们这样的民营门诊部，有多少人会在这里做检验呢？我们的医生实际上也更愿意将需要化验的工作推荐给大医院。从中可以看出当时政策上的一些滞后。直到出现一些专门的检验机构和医疗机构联合后，情况才有所改观，这已经是后话了。

在整个门诊功能的设计上，也颇费心思，比如既要符合医疗机构设置的标准，又不能失却传统中医的特色；既要保留中医的特色，又不能古板拘泥传统。如何布局候诊区域，让病人一踏入医馆，浮躁的心能沉静下来；如何合理地设计药柜，提高药房人员调剂中药饮片的效率；如何有效利用空间，让三和讲堂在不讲课的时候作为医疗区域使用；甚至地砖使用什么材质，才能既美观又防滑；灯如何布置，才能既节能又照明；洗手台要留出儿童专用的……陆续与装修、卫监、工商、税务、城建、环保、消防、广告设计等部门打交道。这一切完全打破了我只是想做个中医，给人把脉看病的想法。而这仅仅只是开始，更多的考验还在后头。

随着硬件搭起来了，门诊该怎么经营？我们究竟是不择手段以盈利为目的，还是以解除病苦为目的？或者在解除病苦的同时获得合理的回报？对同有三和而言，从一而终的初心是"为生民立性命，为往圣继绝学"，我们理所当然选择的是第三种做法。然而万事开头难。医馆成立初期，医师团队平均年龄大约也就30岁，人家都说中医要看老的才好，我们这支年轻的队伍看起来羽翼未丰，患者会信任我们吗？身在广西首府，各方面的医疗资源都很丰富，有省中医院、各附属医院，有各种退休专家设立的诊所，中医馆也很多。就凭我们这几个小年轻，都还只是住院医师、主治医师，连个副主任医师头衔都没有，要想在同行当中杀出一条血路来，想想还是有些艰难的。

当时医师诊金还做了巨大调整，这也是经过反复讨论的。我在公立医院待了十年，门诊和病房都干过，公立医院这么强大的体制，中医一贯是式微的，在中医院里也还只能偏于一隅，纯中医项目在整个医院的收入占比里是比较低的。其中的原因很多，有政策规定的收费标准，当然也有医术原因、管理原因。那么医院里门诊中医师的收入水平与其他科室相比是很惨淡的。

在 2015 年的南宁，公立医院的专家号还只是 8.5 元，一些民营的诊所诊金最高也是 10 元，我们还没辞职之前，在公立医院出门诊也就是 1.5 元、2.5 元的挂号费。可是，要知道当时去洗一个头发，理一个发就已经可以收取几十甚至上百元了。街边擦皮鞋的阿姨，几分钟擦一次皮鞋也都可以收取 2～5 元，而我们专心学习了至少 8 年以上的中医，一出手就是挽救人的病痛疾苦甚至生死，却生生还不如美容理发店的理发师。这样的价值取向，还有人愿意为中医付出吗？不会啊！生存问题就能让你选择离开这个行业。如果同有三和还套用公立医院的模式，一场预算下来，估计连房租水电费都交不上，这样的设置令中医没有活路，如果没有改变，谁还会干中医？如果自己都没能立起来，还谈什么利益别人呢！

另外我还做了一个变革，打破了以前吃大锅饭的做法，医师们各自要凭本事吃饭了。综合几个因素，大家都非常忐忑，到底能不能活下来？

8 月份的时候，刘力红老师向我推荐了《墙上的咖啡》，讲的是一个美好的助人与受助的故事。老师还问我知不知道"异熟果报"，这是一个著名的佛教故事，讲的是目连尊者告诉他的胞弟如何布施获得财富的故事。只要播下一颗善的种子，总会异时而熟，绝无差误。老师说，要有收获，就要先付出；要想有财富，就要先布施。

于是，从借鉴《墙上的咖啡》开始，2015 年我们迈出了最重要的第一步——开展公益诊疗服务，我们制作了"墙上的中医"，直接将诊疗费用贴出来，实际上就是提供免费的医疗，所有囊中羞涩的病人都可以去取用。而这一举动也带动了其他一些爱心人士进一步参与捐赠。医馆又将捐赠放入墙上的中医，如此循环。除此之外，每月、每周都会安排义诊和公益讲座，形式和场地不拘一格，从只有三五个人的收听，发展到几十号，甚至数百人的现场收听，现在就已经变成网络直播，收听各类讲座的人数更多了。从医馆内部走向医馆外，走向小区、单位，越走越远，直至公益活动形成常态化。

有人问，你们白白地花了那么多时间，讲得口干舌燥，做了那么多免费的义诊，还送了那么多东西，不是很亏吗？恰恰相反，舍得舍得，从来都是舍在前，得在后，没有舍，怎么会得呢？中国文字的背后有大秘密，可惜很多人都轻易忽略过去了。医馆第一年经营就有盈利了，第二年的门诊人次递增了 80% 多。医馆经营至今已有 5 年，看起来一年比一年好。从一开始的难招人、到有医师不看好而离职，到现在不少中医学子希望到南宁医馆工作，是一个巨大的变化。从始至今，南宁医馆公益的诊疗、公益的宣讲、公益的平台一直在不断地丰富和改进，在公益的道路上从未停过脚步。

医馆经营初期，也曾面临过很艰难的境地，医师对收入提出过质疑，在当时如果参照公立医院，我们还是处于劣势。也因为这样，有小部分医师选择了离开，然而大部分人还是选择了共患难，咬牙坚持过来了。有一句话说，不是因为有希望才坚持，而是坚持了才有希望。有点不谦虚地说，同有三和中医在南宁的民营医疗机构里是榜上有名，而且还是名列前茅的。除了持续不断的公益活动，还真离不开大家的坚持。

而作为一家医疗机构，疗效是最基本的要素。疗效不好，宣传吹上天也没有用。如何获得好的治病疗效？当然是因为有好的传承。这里必须要感谢导师刘力红教授。"师者，所以传道授业解惑也。"如果没有老师的传授，我们医师不会有这些看家本事。如果没有刘力红老师，我们也无缘亲近那么多的学术法脉。如果没有各法脉的传授，可能我们至今还在医学的道路上颠沛流离。或许有人天赋异禀，但作为大多数的我们还是需要有师的传授。因此，我们几年来，所收获的成长，不管是专业技术也好，还是个人内心的变化，都离不开导师的引领和各个法脉诸师的点拨。

因此医馆开设的主要诊疗项目，基本上都是有传承的几个法脉，但这并不意味着我们可以躺在上边吃饭了，其实还需要反复的学习，不断的训练。早期刘力红老师还通过疑难病例的带教来带我们，平时大家手上的疑难病例，借此机会向老师请教，而老师也一一指陈思路和方法，一来二去，大家成长很快。大家通过经典的学习、临床的感悟、与病人沟通的技巧等方面来抱团学习，互通有无。学习内容当然还包括西医的内容，主要涉及临床常见各种急症的辨识和处理。所开设的项目要求给全员进行基本教学，比如五行针灸的基本知识、经络的基本知识等，医护以外的员工也要对医馆开设的项目有基本的认识。

记得大约两年前，医馆来了一个慢性血小板减少症的老年女性患者，血小板指标长年都在 7000 个 /L 左右，经常自发性出血。当时还在住院，到医馆来想开中药吃。就诊时陈诉走路时感觉有一条腿有点拖，视物有瞬间的模糊。我问她是否已经向管床医师汇报，病人说汇报过了，但是管床医师没有提出进一步检查或治疗的建议。我要求她马上到附近的医院急查头颅 CT，检查结果出来发现已经颅内出血了。病人赶回了原住院医院，没几天就死亡了。

还有一个 70 多岁的老年男性患者，由女儿送来，因为感觉父亲像感冒了，希望中医给开一点感冒药。这个患者进门的时候，我和旁边跟诊的同门都闻到了烂苹果味道，一问原来是个老糖尿病病号了，但是从来没有规律用药和定期监测。于是马上令其家属火速送到就近的医疗机构进一步检查治疗，后来跟进打听了解到患者因糖尿病酮症酸中毒死亡了。

基于医疗的各种不确定性因素，医疗机构会面临各种各样的风险，提升医师的综合素质是必须的。我们千万不要以为医生是万能的，或者认为中医就能治疗所有的疾病，又或者在拿捏不准时仍想用某种方法让病人做试验，这样只会将自己和所在医疗机构置于危险境地。无论中医还是西医，在疾病面前，须始终抱有严谨好学的态度，即便我们只做中医，但是西医临床急症的判断和操作技能训练、医疗风险防范培训、院内感控的培训也是必不可缺的。而南宁医馆的这种训练已经形成常态化，每年必讲。

早年刘力红老师就专门提示过，希望南宁医馆往专科方向探索。对此我们是有底气的，这么多年的临证，通过不断地病案总结，我们陆续将一些临床诊疗模式进一步体系化，延伸出了医馆的优势特色项目——比如助孕专科、抑郁症专科等。据 2018 年官方数据显示，国内不孕不育发病率由 20 年前的 3% 猛增到 12%。抑郁症发病率更高，近十年来增速约 18%。现在的生活条件不可谓不好，这些病的发病率反而还提高了。内外部的各种因素让许多渴望孩子的家庭梦想止步，让 9000 多万人（世界卫生组织 2019 年披露的数字）陷入焦虑抑郁状态。而医馆秉承的仲景钦安卢氏和五行针灸法脉，在不孕不育方面疗效显著，独特的针与灸，对抑郁症患者走出困境、重获新生有良好的助益。这几年来患者不断增多，大多数是口碑相传而来的。拥有优势特色的专科，对民营医馆的生存和发展，是至关重要的一点。

此外，还形成了医馆医师自主的专科培训，比如妇科、儿科的线下线上培训，带动了"百日筑基"进修项目，接收来自全国各地的中医学子，并探索未来三和书院的经典中医临床分院的教学模式。中医学术的传承和源源不断的优秀中医药人才的培养，才是我们得以杀出一条血路的核心竞争力。

有好的医术，还要有好的武器，对内科医师而言，优质的饮片就是最精良的武器。从同有三和创建伊始，依托国家中医药管理局的扶阳学术流派重点研究室，就开始了原生道地药材的考察之旅。为了保障临床安全有效的用药，医馆的饮片一定是使用道地药材加工，遵循古法炮制，没有额外的添加、掺伪、增重等暗黑操作。同一张处方，有患者偷懒在外边拿药，复诊时会主动说，吃起来味道差别很大，外面的药感觉怪怪的，还是你们的好喝！

个人能力和经验有限，但考虑到现在有意创业的中医同道对同有三和医疗运营的关心，我把参与筹建与管理同有三和首家医馆——南宁同有三和中医门诊部的一些经历和体会分享出来，供大家参考。

卷二

赵江滨：我的中医学习之路

赵江滨简介

赵江滨，1988 年出生，山西闻喜人，主治医师，医学硕士。现任南宁同有三和中医门诊部医疗部主任。学术与临床崇尚针药并用（仲景钦安卢氏医学与黄帝内针），半日诊30 ～ 40 人。

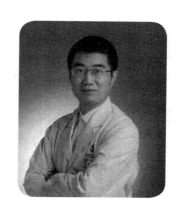

2004 年 9 月～ 2009 年 6 月因病寻医，就读于广西中医学院（现广西中医药大学）中医学专业（传统方向）。2004 年 9 月即于学校所设公开课中有幸听闻刘力红老师讲学，深受感动，病体因此获愈，遂在课堂内外致力于学习。2007 年 12 月～ 2008 年 5 月有幸跟随刘力红教授学习中国文化和仲景钦安卢氏医学，同时开始进行经方实践，疗效显著，立志毕业后投身于中医事业。

2009 年 7 月～ 2010 年 8 月因学习成绩优良，在广西中医学院第一附属医院工作 1 年。

2010 年 9 月～ 2013 年 6 月就读于广西中医药大学经典中医临床研究所中医临床基础专业（《伤寒论》的理论与临床研究方向），继续跟随刘力红教授学习中国文化以及仲景钦安卢氏医学。2011 年 11 月开始对仲景钦安卢氏医学的理论有所领悟，并印证于经典，遂开始专注于临床，2013 年获医学硕士学位。2015 年 11 月，在导师刘力红教授引荐之下，跟随师爷——黄帝内针传人杨真海先生开始学习、践行黄帝内针，临床上形成针药并用的新局面。

2011 年 12 月同有三和中医机构创立后，一直参与三和的教育传承及临床工作。因为内心一直有教育情怀，2011 年至今已担任 18 期同有三和中医经典课程的班主任，负责课程的组织和部分教学工作，有幸反复听闻了刘力红教授讲授仲景钦安卢氏医学的学习感悟，受益匪浅。2015 年 12 月至今担任三和书院医道传承项目学术与教研版块的负责人，在刘力红教授的指导下，参与项目设计、组织、招生、考试、教学、日常管理，项目已结业 3 届，培养海内外中医学人 1700 余名。2018 年 10 月至今担任同有三和"百日筑基"中医内科进修项目负责人和带教老师，从项目设计、组织、招生、管理到教学、临床，参与了共 10 期 59 名中青年中医师的培养和继续教育工作，并亲自带教了 20 名，深刻体会到了教学相长之益。

2015 年 2 月南宁同有三和中医门诊部成立，从刚开始的周诊 30 人左右，至 2018 年诊量渐增，日诊 30 人；至今针药应用更为纯熟，半日诊 30 ～ 40 人。2018 年 6 月至今在教学临床之余，还担任了南宁同有三和中医门诊部医疗部主任。

2012 年 10 月～ 2019 年 9 月担任广西中医药大学精诚学社指导老师。2013 年 3 月～ 2018 年 5 月担任国家中医药管理局中医扶阳流派传承工作室主任助理，协助主任刘力红教授及工作室团队完成工作室建设任务。

■ 写在前面：跟师，一直在路上

2019 年 11 月 8 日至 17 日，由云南省大理州卫健委与北京同有三和中医药发展基金会共同举办的第二次大理州黄帝内针公益培训暨义诊活动在大理市、永平县和漾濞县三地同时开展。因为诸位师长的充分信任，此次安排我担任大理市公益课程的主讲老师，在讲解和分享的过程中，对黄帝内针所传承的针道又有了全新的感受。2019 年年末，武汉暴发新冠疫情，同有三和中医药发展基金会的诸位师长和同仁勠力同心，除捐款捐物以外，还面向国内外开展了多种形式的公益项目及活动。

自 2020 年 1 月 30 日起，作为一名中医人，我有幸参与组织了同有三和在"大家中医"平台上进行的在线义诊活动，先后投身义诊活动的志愿者多达百余人，服务群众数千人次。而更值得纪念的是，在 2020 年 2 月 22 日这个很"二"的日子里，作为同有三和首批援助武汉的中医团队成员之一，我亲赴武汉，与敬爱的刘力红老师和雷鸣老师一起并肩作战，在武汉市第八医院度过了难忘的一个月。在此期间，从懵懵懂懂地出发到满怀信心地归来，从书生意气地前行到"真刀真枪"地实战，目睹和经历了中医针药并用对新冠肺炎防治的有效介入，收获了第八医院的病患和西医同仁对中医的交口称赞。孟子曰："生于忧患，死于安乐。"耽于日常、老于世故很容易让我们迷失在走向远方的路途中，一直保有医道传承的初心是一场很艰难的试炼，而对我有限的人生来说，这些"折腾"无疑是最宝贵的加持。

（一）大理悟针记

自 2015 年 11 月跟随杨真海先生和刘力红老师学针以来，从针道的角度去理解中医，有了更广泛和深刻的体会。在《灵枢·九针十二原》中，黄帝开篇提到的治疗方法就是针道，而尤重微针，原文为："余子万民，养百姓，而收其租税。余哀其不给，而属有疾病。余欲勿使被毒药，无用砭石，欲以微针通其经脉，调其血气，营其逆顺出入之会，令可传于后世。必明为之法，令终而不灭，久而不绝，易用难忘，为之经纪；异其篇章，别其表里，为之终始；令各有形，先立针经。愿闻其情。"

而《灵枢》作为医经家的重要存世之作，据《汉书·艺文志》所载："医经者，原人血脉、经络、骨髓、阴阳、表里，以起百病之本，死生之分，而用度箴石汤火所施，调百药齐和之所宜。至齐之得，犹磁石取铁，以物相使。拙者失理，以愈为剧，以生为死。"亦将"箴"（针）作为首要的治疗方法。

为什么这么重视针呢？这里面大有文章。

1. 针刺应是最容易触动阴阳相感相和的疗法

首先，从针的造字上来说，古体写作为"箴"或"鍼"，竹字偏旁和金字偏旁代表了针具的材质，但都不离乎"咸"。《易经·彖辞》："咸，感也。柔上而刚下，二气感应以相与……天地感而万物化生，圣人感人心而天下和平。观其所感，而天地万物之情可见矣。"这里的"二气感应以相与"就是阴阳的相感相和，在中医这门学问里面，"阴阳者，天地之道也，万物之纲纪，变化之父母，生杀之本始，神明之府也"。用医圣仲景的话来说，一切治疗的目的就是要促进阴阳的自和，亦即阴阳的相感相和，则疾病自愈。从《黄帝内经》所载的五术（砭石、毒药、灸焫、九针、导引按跷）来论，只有针字直接用到咸来表意。可见不管因为时代的进步，针具的材质发生了多大的改变，针的作用一直都立在"咸"上，阴阳相感上面。

其次，针刺作用的发挥离不开经络，经络学说则是中医基础理论中最独具特色的生理系统，同脏腑、精气血津液等学说相比较，经络几乎是最难被证实的中医概念了。依靠现有科技的手段，虽然对经络的实质进行过生物电、脉管、神经节段、中枢神经等多方面的研究，但尚未能得到满意的结论。李时珍曾言："内景隧道，唯反观者能照察之。"这个照察虽然局限于观察者自身的感传，但正如近人李鼎教授主编的《针灸学》指出的那样，"循经感传现象确系客观存在"，而且"感传线路在四肢上基本与古图相符。感传可潜在，可转化，可阻断，可激发。气至病所，即感传至病位所在部位时，可改善症状或收到治疗的效应。感传的过程中有外周关系，也有中枢关系，也有体液关系。任何单方面考虑都是不完全的"。刘力红老师曾对经络做过一个形象生动的比喻，如飞机的航线在飞机未航行时只是一个虚有的空间，但在飞机航行的过程中却真实存在，未用的时候就会隐藏，启用的时候就会出现。这就很好地说明了经络为什么在研究的过程中很难被发现，但在感受和运用的时候却真实存在。

经络的感传特质是中医诸多疗法的重要基础，从"医经"家的层面来看，不论"箴石汤火百药"各种疗法，"至齐之得，犹磁石取铁，以物相使"，都是通过像磁石取铁这样的感传来发挥作用的，而"经方"家也是这样，"假药味之滋，因气感之宜"，无论是针还是药，都是靠感传发挥作用的，也就是更多是透过经络发挥的作用。值得重视的是，不论是从《黄帝内经》中所占的篇幅上来看，还是从中医五术（砭石、毒药、灸焫、九针、导引按蹻）运用时所触及的形体部位来看，针刺无疑是最靠近经络，也是最容易触动经络感传特质的疗法了。

而经络的感传特质对针刺作用的发挥来说具有什么重要的意义呢？《灵枢·经脉》云："经脉者，所以能决死生、处百病、调虚实，不可不通。"从对概念的强调程度上来说，差不多接近中医学对另外一个重要概念——阴阳的表达了。因为经络构成了机体纵横交错的系统网络，一端沟通了无形之气，另一端连接了有形之体，无形之气与有形之体又构成了一对阴阳，而经络能够"执其两端而用中"，成为沟通机体有无之间的重要媒介，可谓天然就具备了中正平和的属性。以"手太阴肺经"为例，"太阴"属于阴阳六经层面的描述，直接联系到了中医学的本源，而对应的"肺"则是形而下的脏腑层面。按照经典的描述，当我们作用在手太阴肺经或者其中的某一腧穴时，所带来的作用并非是皮肉筋骨直接的变化，而是触动了神气游行出入的节点，使机体产生了某种形气相感的良性变化，然后才顺流作用到形体方面。可以说真正的针刺治疗应该是一次形气神之间的良好互动才对，因此《素问·刺法论》提道："是故刺法有全神养真之旨，亦法有修真之道，非治疾也，故要修养和神也。"前面谈到了形气之间是一对阴阳，而神气相对来说也是一对阴阳，因为经络特殊的感传属性，才能够让它横跨不同层次的机体界面，从而处中致和。至此，我们回头再看经络于机体的作用，借用《易经·象辞》的语言，就是"观其所感，而天地万物之情可见矣"。而针刺的意义于此亦更加显著了。

2. 针刺是最具学术和行业自主性的疗法

学医多年，一直记着刘力红老师的教诲："医者的眼里面不能有衣食。"但总归还是在社会上生活，离不开钱粮，那么对经济多少是有点感受的。

赵江滨：我的中医学习之路

从国内外的现状来看，实际上医保的压力都是不小的，"看病难，看病贵"几乎是个国际难题，而这一切的根源或许都与医疗的市场化有关，但医疗的市场化似乎又无可避免。比如药物、医疗器械和设备的更新，如果不能纳入现代科学技术市场化和竞争性发展的范畴，迟早是要落后被淘汰的，所以我们看为什么黄帝在《灵枢·九针十二原》开篇中就提到"余欲勿使被毒药，无用砭石，欲以微针通其经脉，调其血气，营其逆顺出入之会，令可传于后世"。从全民健康的角度，一开始就否定了"毒药""砭石"的医疗路线呢？因为虽然"毒药"代表的中药路线更新换代并不如西药那样日新月异，但中药的种植、采收、炮制、流通等环节并不一定能够完全把握在医者手中，迟早是要交给市场的。而"砭石"所代表的外科路线，一定会向精巧致密的器械方向发展，最后还是免不了市场化。一旦交给市场，那么医在学术和行业方面的自主性势必会被压缩、钳制，甚至会出现"以药养医"的局面，成为经济利益链条中的一部分，那么势必会影响到全民健康的大局。

于是黄帝选择了一条不一样的路径，那就是针刺，尤其是微针。从操作的方面，它立足于经络，几乎不需要更新换代以提高其作用的效率以及精准度，因为经络的感传颇有"运用之妙，在于一心"的特质，主动权基本上都是掌握在医者手中，数千年以来针具除了材料方面的与时俱进，其形态并未有太大的差别，真正在医疗成本上实现了简便验廉。而因为其作用于经络，如法应用，不需要经过肠胃或者血液的吸收，几乎不会对有形的皮肉筋骨和脏腑造成实质性的创伤，相较于毒药与砭石来说，亦最大限度地防止了医源性的损害。参究经旨，对照当下，不得不赞叹黄帝的精神与智慧，可以预见针道的复兴当能为全民健康的实现发挥不可替代的价值与作用。

3. 易用难忘的《黄帝内经》针道——黄帝内针

如此值得赞叹的针刺却在中医学术的流变中日益远离了"易用难忘"的特点，渐渐失却光华，而因为杨真海师爷的大愿，黄帝内针传承的显现使得我们终于有条件可以重回《黄帝内经》的针道。正如刘力红老师在《黄帝内针》序言中所言："内针之法要虽在于中，然其作用则在和平（或曰平和）。恰如《素问·平人气象论》所言：'平人者，不病也。'亦如《伤寒论》第58条云：'阴阳自和者必自愈。'"内针的理法和运用处处体现了针道的本来面目，"从阴引阳，从阳引阴，以右治左，以左治右"，就是透过阴阳（上下、左右）的相感实现疾病的自愈，而在治疗的过程中，导引又是不可或缺的步骤，针后让病人感受患处，感受身体的变化，实际上就是触动了经络的感传，形成神、气、形之间相感的良性互动过程。

跟随"黄帝内针公益行"走到了大理，窗外就是苍山洱海。山与海的自然和谐之美充分体现了阴阳至理，如同内针的从阴引阳，从阳引阴，阴阳的相感呼唤出了生命的自愈之力。跟大理的各位学员朝夕相处了4天多，一起研学黄帝内针的理法和运用，越来越被黄帝内针的美所深深吸引，虽然各位学员都说收获了很多，但我觉得受益最大的还是自己，很多过去还有点迷糊的地方豁然开朗，比如为什么同气相求，在寻找同气的过程中有时会瞬间相应，有时又会需要等待。我忽然想到，《素问·阴阳应象大论》中的"阴阳者，血气之男女也"，男女的相感，大部分时候会一见钟情，但也有可能会日久生情，这个久就是等待，但在等待的过程中，有些人轻易就选择了放弃，但有些人选择了相信。《易经》的下经起首是"咸""恒"两卦，咸是少男少女之间初始的相感，恒是长男长女之间相信的坚守。咸恒之道正是我们人生中最大的诀窍，一切法门要想获得成就，都有一个始于初见，止于终老的过程。于内针的学习与行持而言，往往有感很容易，真正的信任却很难。那么在遇到困难的时候，我们准备选择什么呢？当这一点明白了，再遇到不应针，甚至是无效的时候，再遇到千法万法的时候，我们就会非常笃定，不再贪求，进而收获恒久稳固的信心。

（二）武汉随记①

在武汉参与抗疫这一个多月，虽然从方方面面来说，我都宁愿一辈子只经历这一次就够了，但这段经历对我这个青年中医来说太珍贵了，将是我未来的中医之路和人生之路上永远的财富。看似短短的一个月，在特殊的时空条件下，经历的人和事却好像异常饱满和丰富，让我获得了一次全方位的学习之旅。

---

① 作者在武汉第八医院的时间是2020年2月24日至3月21日，此文成于3月21日。

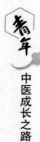
1. 抗疫战场上的两个"天作之合"

2020年2月21～22日，三和首批中医团队在武汉会师。23、24日上午，在武汉八院医务科张鹏主任的关心支持下进行了防护培训。24日下午开始，三和团队每天都会进驻到病区，对该病区的新冠肺炎病人进行查房和针药结合的中医治疗。前期这些病人大多都已经接受过系统的抗病毒治疗，后续的治疗主要是一些对症处理和吸氧，但考虑到一部分病人肺部CT病灶仍然没有吸收好转，另一些病人虽然肺部CT有好转，但仍存在胸胁疼痛不适、喘促气短、心慌失眠等症状。从进驻武汉第八医院接触的27例新冠肺炎病例来看，几乎都存在白厚腻苔，右寸脉独滑的特点，说明肺蕴的痰浊成为此病的共性特征。随着治疗的深入、疫情的走势趋缓以及接触到康复期病例，这一特征也随之不再显著。实际治疗并观察记录的20例患者，临床症状均基本消除或改善。其中原本CT显示病灶吸收不明显或者异常的有14例，经中医治疗介入后CT显示病灶基本吸收的有4例，较前吸收更佳的有8例，还有2例症状明显改善但因政策调整未行复查即转院至他处。

从一定意义上来说，此时中医在病人的康复过程中需要发挥重要的作用，而幸不辱命，经过针药并用，尤其黄帝内针是解决病人病症的一把利器，基本上每个病人在接受针刺治疗的当下都能解除不适，被大家普遍赞誉，称为"神针"；而钦安卢氏医学的方药更是立足于六经，次第分明，疏导肺络的同时逐渐兼顾少阴根本。在两种治疗方法的加持下，使得病人几乎每天都有一个变化，看着浊腻的舌苔一天天退下来，独滑的肺脉一天天缓下来，临床症状和肺部CT也都在好转吸收，确实从实践的层面上证明了刘力红老师在赶赴疫区之前的判断和建议：针药并用对于提高当前疗效有可能发挥助益。

而更学术的表达是：首先，刘力红老师认为新冠肺炎自始至终都伴随着合病与两感。从初发就没有单纯的太阳（或卫分）证，而是太阳阳明合病，甚或三阳合病。两感亦是，有的初发就进入太少两感，进而危及生命。有的则僵持在阳明太阴两感的阶段，有的则太少两感、阳明太阴两感混杂，相对而言，少阳厥阴两感较为少见。有的则属表里脏腑两感（或曰合病），如肺与大肠合病。因此我们在治疗上要兼顾太阳阳明合病、太阴阳明两感以及太少两感的因素。其次，该病还有"直中"的特点，起病隐匿，直接侵犯下呼吸道，而发病表现为干咳甚或不咳。刘力红老师指出，这样一来，一方面借由咳嗽而排痰的重要路径缺失；另一方面，湿浊又困阻中焦，使运化的路径受阻，痰浊胶黏阻塞气道甚至肺泡，无有出路，这是病情缠绵僵持甚至急转直下的重要原因。因此我们在治疗方案上针药并用，针刺方面以黄帝内针为依归，常针刺内关以疏解胸闷胁痛，而太渊与阳溪的互相透刺以及合谷既关照了太阴阳明两感，使肺中痰浊借由大肠排出，又暗合了《素问遗篇·刺法论》中刺原穴以全神养真的经旨。中药方面则以钦安卢氏医学常用之桂枝法为底，合以麻黄汤、千金苇茎汤对治太阳阳明合病，疏导肺络、化痰泄浊，最终促使患者痊愈。当然也有不少患者存在"湿胜阳微"的病况，需用到四逆法稳固少阴才能收功。而有部分患者虽然罹患肺炎，但并无咳嗽咳痰症状，仅有胸闷胁痛，但经过针药并用治疗后，反而咳嗽咳痰的机制得以恢复正常，咳吐出白色稠黏胶痰。这种情况也屡见不鲜，而在其他未出现咳嗽咳痰而好转的病例中，或许痰浊确由大肠排出，实现了脏病腑除之效，值得进一步探讨。

因为三和团队的共同努力见到了实实在在的效果，不少病人都希望能够延迟出院时间，继续在八院进行中医治疗康复。可见针药的结合就是中医的"天作之合"，应该要执两用中，不可偏废。随着疫情防控工作重心的转变，因为新冠肺炎造成的多器官损害或者原有基础病的病人如何康复成为一个不可忽视的问题，正如疫情造成的社会损失，并不是短时间就能完成自我修复的，而能够针药并用的中医应能发挥积极的作用。

除此之外，还要感谢八院各位领导和全体医护人员，八院虽然是一家国内知名的肛肠病专科医院，但在疫情防控的工作中，尤其是在前期准备不足、物资短缺的艰苦条件下，所有的医护人员真的是不畏牺牲，转外为内（肛肠科属外科）。正是由于他们，尤其是痔三科王鹏主任、张红艳护士长和科室的支持下，我们真正做到了中西合璧，各展所长，获得了病人的好评，这应该也是疫情防控工作中的"天作之合"吧。因身为同袍的这份信任，中医不仅帮助到了这些病人，也帮助到了奋战在一线、劳心劳力的这些西医同仁们。

真诚祝愿这两个"天作之合"能够发扬光大，不仅为这次疫情的防控，更为全民健康的建设发挥应有的作用。

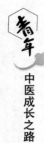

2. 和老师们在一起

来到武汉将近 1 个月了，随着整体疫情防控工作的稳步推进，各个医疗队的工作基本上都到了休整收尾和分批返程的阶段。但中医的介入确实可以深化到病程的每个阶段，不论是前期预防，抑或是发病期、病后康复期，这些我们可以说基本上都经历了，也充分见证了中医针药并用带来的实际临床效果。

但这些只是众多收获之一，此行和老师们在一起，一同去面对生命中难得的这次经历，在这期间有过挂碍，有过恐惧，有过颠倒梦想，但终究还是过来了。遵从老师的教诲，会发现自己更多的时候不知不觉就远离了这些外在的干扰，内心在跨越无数沟壑的同时，成长便发生了。

这些珍贵的教诲，我也希望能与大家如实呈现。记得有一次在隔离病房里面，隔着两层防护服、三层手套、两层口罩、一个面罩，艰难地与病人沟通的时候。面对病人因为要出院到条件一般的隔离点所生起的恐惧与抱怨，刘力红老师耐心地跟病人分享：当我们生起这些不良情绪的时候，要学会与这些情绪相处，不去排斥，不去评价，只是去感受它，面对它，慢慢地你就会发现它并没有那么可怕，而且很快就过去了，过去以后也不能怎么样。病人便释然了，我同样也获得了进益，明白了衣服隔着了但心却不会因此而分隔。

很快考验便来了，三和书院的大课要直播，需要在手机上做些软件和工具准备，其实一直以来我都挺畏惧和排斥捣鼓这些。我的手机一直是耗到 2010 年才买的，买回来也是交给爱人帮我打理，本能地不接纳。现在忽然让我去弄，确实挺担心的，但也只有与这些情绪相处，迎难而上，最后做出来大家反馈效果还不错，明天又要有三个直播软件同时进行，恐惧的心又来了，但相信这次我能学会与它好好相处吧。

还有一幕也是发生在隔离病房，我们正在做内针，忽然听到旁边的病人与管床医生争论起来，接着大家便一起吐槽医院的治疗和伙食。刘力红老师听到了，便放下了手中的工作，跟大家说：你们要懂得感恩，要知道管床的这些西医医生们是冒着生命危险在第一时间就介入新冠肺炎的诊疗工作中的，他们的治疗项目少，实际上对你们是最大的负责，因为这个病本身就是要靠免疫的恢复，治疗多未必就好。另外，我们现在能有足够的饮食供应就不错了，要感恩这些医生们，懂得感恩我们才能恢复得更好！当老师说完这段话的时候，大家都安静了，甚至这个病房的几位阿姨出院蛮长时间以后，还记得老师的这段话，认为对她们帮助很大。

对于西医同仁，刘力红老师真正地在践行三和书院第一课，要和他们搞好团结，做朋友。我们除了为病人们解除病苦，上下班前后都会为科室和医院的医护人员提供力所能及的针药调理，用实际的效果充分获得大家的认同。所以在科室里面，从主任、护士长到普通的医护人员，都给予我们充分的信任，为针药并用的中医治疗提供了各种方便，最终利益的是所有病人，因此中西医确实可以团结起来，做好 1+1>2 的工作。

对于现代医学的防护措施，刘力红老师认为这也是《素问遗篇·刺法论》中的"避其毒气"的一种方法，确实从事实上来看，最初的传播基本上都是因为防护不到位所致，这一点毋庸置疑。虽然中医也有自己的防护之法，在坚守本色的同时，我们同样可以拥抱未来，接受现代的研究成果。所以基本上在武汉期间，我们的防护都是中西合璧，除了做好必要的隔离、消毒之外，当然也会运用针灸、中药香囊、熏香等传统方法。甚至在我们驻扎的酒店一楼，每天都可以闻到苍术燃烧的香气，即使再现代化，相信群众也不会舍弃真正的智慧。中西医并重是需要胸怀的，当然作为中医，首先要敢于放下自己的成见，敢于去拥抱。

应该快到归期了，今天上午上级专门安排我们去东湖樱花园赏花放松一下，在游园的时候，刘力红老师意味深长地说：口罩平时都是医生戴的，但这次疫情大家都戴了口罩，其实这就是一次"人人知医"的全民总动员。下午如期找我扎内针的几位医护人员也开始流露出不舍，我劝他们学一学内针，学会自己调理。真正的全民健康需要人人知医，而这个医更多的应该就要落实到通业性更强的中医身上。

欣赏着满园的樱花，色白如杏，鲜艳若桃，我问两位老师，这么美的樱花有没有果呢。雷鸣老师说：花多的植物一般不结果，因为气都耗在花上面了。刘力红老师也赞同说：就是这样的。

经过这段时间的朝夕相处，老师们的人格魅力越发地深入我心。同行武汉的六六老师在问刘力红老师关于返程的问题时，刘老师说"我来的时候就没有考虑过什么时候回去，只有任务完成才能回去"；而雷鸣老师的女儿是这样描述她母亲的："业医数十载，以此为抱负。"

每天的在在处处，我都能感受到刘力红老师沉浸在诸多的传承法脉中，设身处地去思考如何利益到疫区的群众，包括广大的医务工作者。在根据钦安卢氏医学和黄帝内针这两个珍贵的法脉制定出相应的治疗方案时，老师又在考虑疫区更广大人民群众的防护和康复问题，推荐了人人可以习练的心肺回春功，制定了防治结合的黄金饮，并推荐了五行针灸作为疫情后期群众健康养护的重要方法。当我刚刚接受这些的时候，老师又在透过这次疫情思考更深广的文化问题。"病毒是一个外在的东西，但是人类不能光盯着外在的病毒，而要看看自己什么地方有问题没有？中国文化的精妙处在反求诸己，如果人类能够通过这次疫情，调整认知，能够深刻地检讨自己，认识到不仅人类的生命是共同体，人类与非人类的生命也是共同体。我觉得这才是真正的措施，真正的办法。"

为什么中医和中国文化的传承能够流淌不息，延绵不绝？就是因为有这样心心念念都在承担的人，因为内心有了承担力，传承就有了落脚之地。这就是我和老师们在一起最大的收获。

■ 一、因病求医，岐黄之路上下求索

2004年夏通过高考走上中医学习之路，对我来说实在是一个无奈之举。当时的我已经身患癫痫病长达六年之久，历经中西医治疗效果不佳，自身和家庭都处在贫病交迫之际，只好立志学医自救。为了顺利达成目的，我选择了录取可能性比较大的广西中医学院中医学专业，并有幸得偿所愿。

入校以后，我就处处留心，寻找能够解决自身病苦的方法，而不管是迎接新生的学长，还是宿舍楼下小书摊上摆放的《思考中医》，都引导我关注到一个人——刘力红老师。

接下来很快我便发现刘老师在开学第四周就有一门面向全校学生的选修课——《思考中医》。在第一次课上，刘老师直抒胸臆的讲课方式和对中医的拳拳之心给我留下了很深的印象，因为在我的阅历里面从没哪位老师像他这样讲过课，真诚生动，别具魅力。在老师那里，中医不是知识的叠加，而是用心品味感受之后的体悟；中医更不是发财出名的工具，而是

值得全身心投入的事业和责任，从此之后我就黏上老师和老师的课了。

这次课同时也是改变我人生轨迹的一堂课，因为恰恰就是在这堂课上，老师向我们介绍了一位清末民初杰出思想家的生平事迹和学问，尤其是谈到了他经过反思悔过，十余年的疮瘀在很短的时间内平复如初的故事。这个故事深深地触动了我的内心，让我油然生起信心和动力。

在之后 1 个多月的时间里，我每日不定时地反躬自省，从情绪方面检讨自身的病因所在。功夫不负有心人，终于有一天我突然体会到自己多年以来对父亲竟然积累了很多怨恨的情绪，体会到的同时便释然了，膻中处顿时开阔，喜悦从心底里面透出。在从未有过的开心和放松中度过这一天后，我感到困扰自己多年的疾病已经完全康复了，至今将近 17 年从未再发作过。

因为长期以来父母之间的关系都比较紧张，而自己启蒙较早，就特别关注他们的一举一动。从一开始只是有些担心，然后到不满，再到怨恨，不良的情绪就在日复一日的家庭生活中逐渐累积起来，最终形成了疾病。

生命作为形神兼具的整体，《灵枢》认为"夫百病之始生也，皆于风雨寒暑，清湿喜怒。喜怒不节则伤脏，风雨则伤上，清湿则伤下"。从经文的表述来看，疾病的产生虽不外六淫七情之类，六淫侵犯的是形体层面，上下皆有行迹可循；而七情触动的是心神，其影响和伤害更容易触及生命的根本，但却很容易被人忽视。

癫痫病的发作特征，就是一种心神失守的状态，何以心神失守呢？不良情绪的积累是非常重要的因素。《素问·奇病论》中记载："帝曰：人生而有病癫疾者，病名曰何？安所得之？岐伯曰：病名为胎病，此得之在母腹中时，其母有所大惊，气上而不下，精气并居，故令子发为癫疾也。"经文中具体阐述的癫痫病因就是"大惊"这种情绪，那么以此类推到"喜怒忧思悲恐惊"七情皆有可能，而又把"大惊"这种情绪的来源定位到母亲身上，可谓意味深长。

经典言简意赅，证之临床，却非常相应。到现在为止，除了我自己，我遇到过不下数十例癫痫病患者，仔细地询问病史，几乎都有类似痛苦的家庭生活经历。因此癫痫病很有可能不只是身病，更是心病，临床中单纯地依靠治身的方法结果很有可能是事倍功半的。

亲身的经历让我体会到中医对生命和疾病全面而深刻的认识，并借此寻找到重获健康的契机。在这个重要的启示下，不管是中医的学习也好，还是个人生命的选择和运作也好，我都感受到一种主动的快乐。

当学习的目的也就是所谓的初发心是为了解决现实人生中的困惑和问题，而不是为了外在的利益时，就会更单纯、更开放，也更容易触及中医的传承，获得教益。佛学里面有句话讲"学佛如初，成佛有余"，医圣仲景《伤寒杂病论》序中提出"上以疗君亲之疾，下以救贫贱之厄，中以保身长全"，每个人学医也都会有自己的初发心，接下来的事情就是如何继续保有这个初心，推己及人而已。

■ 二、从传承中获取力量

当困扰自己多年的问题迎刃而解之后，对中医的信心是理所当然的，那么如何让自己也拥有帮助他人的能力呢？为此，我在学校期间做了很多努力，比如坚持读诵《黄帝内经素问》《伤寒论》等经典，泛览了《徐大椿医学全书》《陈修园医学全书》《医学衷中参西录》等历代医家的著作，并勇于实践，积累了不少验案。

当我本科毕业时已经是大家眼中的"铁杆中医"了，但扪心自问，于理法方药还是不能贯通起来，有时候治好了不知其所以然，治不好也不知其所以然。

于是我报考了刘力红老师的研究生，想寻找到继续成长的机缘。在跟随刘力红老师学习工作期间，有幸接触到很多珍贵的学术流派，但真正相契并践行的只有仲景钦安卢氏医学和黄帝内针两个。这些珍贵的学术流派，好似伐山之斧、入道津梁，让我在临床上运用理法方药和理法方针时能够得心应手，并对经典所述和临床各科的理论、应用逐渐有所体会，获得不断成长的力量。

（一）学习实践仲景钦安卢氏医学的经历

1. 始于疑，终于信

刘力红老师自 2006 年拜师于"火神"卢崇汉先生之后，仲景钦安卢氏医学的理论与实践一直都是其重要的学术方向，因此身处作为扶阳学派学术重镇的广西中医学院，我也深受其益。早在 2004 年，有位和我一起听《思考中医》课的学姐就送给我两本书——《医理真传》和《医法圆通》，这是我第一次接触到中医古籍。2005 年冬卢崇汉先生受邀赴广西中医学院首次公开讲学，以及 2007 年冬举办的首届扶阳论坛，我都有幸参与了。

但对扶阳的理念，我始终存在着疑惑，尤其是在讲座中卢崇汉先生提到姜、桂、附等辛温扶阳药物的运用占到其用药的 90% 以上，当时的我更是难以置信。这个疑惑一直困扰着我，让我对仲景钦安卢氏医学的学习一直浅尝辄止，理论上的不认同过渡到临床上，根本就用不起来。所以很长的时间里面，我都在回避这门珍贵的学问。

直到 2010 年秋成为刘力红老师的研究生之后，我必须坦诚地面对这些疑惑。于是我一方面一遍一遍地学习、阅读仲景钦安卢氏医学的著作和诸师的讲课视频，另一方面开始对照《黄帝内经素问》前九篇，组织一批同学每周进行经典学习小组分享会（就是后来广西中医药大学精诚学社的前身）。

在这段时间里，反复的温习让我像母鸡抱卵一样沉浸在钦安卢氏医学构建的简练而美妙的系统里面，而经典学习小组分享的形式又给了我精神上的出口，在《黄帝内经》的经旨与仲景钦安卢氏医学之间形成一个奇妙的链接。在分享的过程中，我们会将自己学习《黄帝内经》的点滴感受理顺和凝练，用流畅的语言表达出来，正所谓"奇文共欣赏，疑义相与析"，充分锻炼了讲、辨、著的能力；而在同具求道之心的伙伴面前，我们也会更加真诚地放下自己的遮障，逐渐敞开心扉，敢于将这些感受真实地呈现，就这样我逐渐跳出了过往的思维惯性。

终于在一次分享《素问·灵兰秘典论》"膀胱者，州都之官，津液藏焉，气化则能出矣"的学习感受时，突然有所领悟，郑钦安先生所言"气化二字乃《伤寒》书一部的真机"，膀胱是太阳之腑，津液藏焉，随气化运行布散于周身内外。譬如自然界中的水循环，"地气上为云，天气下为雨"，太阳蒸动大地上的水，气化至天上形成云雾之类，云雾又自然下降为雨露，上下相交，中土的化生作用显现，就衍化出地球上丰富的生物圈。

人身也是在真阳的蒸动之下，形成一股源头活水，故上中下三焦如雾、如沤、如渎，无非人身内外气化之状态。这个气化的状态也可用三阴三阳的功能来描述，但尤以太阳、少阴为其气化的核心。因此仲景以伤寒立论，就是对太阳气化体用的强调，钦安卢氏医学据此把太阳和少阴作为人体气化的核心，治病立法强调把握太阳、少阴两关，就是对仲景学术的继承。所以说，气化的问题无非真阳尚足而气化不及，或真阳衰弱而气化不能，或兼而有之。桂枝法为气化不及而设，四逆法为气化不能而设。扶阳在一定程度上就是扶持太阳气化的体用，使津液布散濡养内外，并非好用姜桂附。这次分享让我终于在重重的疑惑中有所突破，开始真正地触碰到钦安卢氏医学了。

2. 绝知此事要躬行

理事相应，理念上的认同或许在一刹那间便可以完成，但事上的践行与印证却非一蹴而就。当我在钦安卢氏医学的理和事上都需要全面提升的时候，由刘力红老师倡导，同有三和中医机构于 2011 年 12 月正式成立。机构以"为生民立性命，为往圣继绝学"为使命，成立之初的三大任务就是教育传承、学术研究、养疗服务，作为一名在读研究生，我很有幸在一开始就参与了这个志向远大的事业。

因为自己之前在经典学习小组得到的锻炼，养成了较好的逻辑思辨和讲课能力，所以被抽调到教育传承部工作，专门负责同有三和中医经典课程的招生、课程安排、课后辅导等工作，这个课程的主体内容就是由刘力红老师主讲的仲景钦安卢氏医学的理论与临床感悟。课程前后共举办了 18 期，每期我都参与组织和辅助教学工作，所以近水楼台先得月，耳濡目染之下，在理上得到了很多珍贵的熏染。另外，刘力红老师的门诊还实行了跟诊带教制度，对经过我们四诊合参、制定方案以后的病例进行现场指导，从望闻问切、临证思路和理法方药上都给予教授，为我们的成长创造了很好的条件。

当然中医的学习还是要落到自身上，《孟子》有云："君子深造之以道，欲其自得之也。自得之，则居之安；居之安，则资之深；资之深，则取之左右逢其原，故君子欲其自得之也。"所以在繁忙的学习、工作之余，我争取时间做临床，也渐有所得。

（1）临证察机，使药要和——读懂身体的语言

首先我最有体会的就是临床思路的建立，仲景钦安卢氏医学非常强调临床的理路，卢铸之先生曾言："医必先明理路，而后可言方药。"近贤也说：中医没有不治之症，只有不知之证。我深以为然，因为临床上所谓的疑难杂症，往往都是些不知之证，也就是没有一些好的临床思路造成的。这个理路在很大程度上就是六经辨证在临床上的具体体现，而辨证的关键在于察机。

比如皮肤科上的痤疮，俗称青春痘，是一个很常见的疾病，但按照目前临床上通套的清泻肺热之法并不太应手，即使取效，效果也多不持久。根据我的临床观察，痤疮一般好发于面部、后背皮肤，主要涉及太阳、阳明经络，多见左右脉浮或紧，辨证属于太阳表证者居多。因此我临床上常用桂枝法处理，以桂枝尖配伍白芷、石菖蒲开全身毛窍，苍术、陈皮、法半夏、茯苓之类开中化湿，再伍以紫菀疏导肺络，取肺主皮毛之义，余药随症加减，均能取得显著疗效。

其实证之经典，《素问·生气通天论》有云："汗出见湿，乃生痤疿。""劳汗当风，寒薄为皶，郁乃痤。"汗出时，肌腠毛窍都处于打开的状态，如果遇到风寒湿邪，太阳受邪，障碍了肌腠毛窍的通透性，就会出现痤疮这些皮肤的问题，仲景的《伤寒论》太阳病篇中桂枝麻黄各半汤的应用也是针对这些问题的。因此理路上清晰了，既可以验之于临床，又可以证之于经典，既不会被复杂的病象所惑，也不会被时下通套的方法所困。记得有次治疗了一个病程长达 20 年的痤疮病人，面部痤疮满布，脓疮累累，望之可怖，久治不愈，余症不明显，查其脉，肺脉这一部非常紧。我就用了桂枝法解表开窍的这个方法，前后用了 2 个多月，肺脉的紧象终于不明显了，困扰多年的痤疮也宣告治愈。

很多皮肤病其实都处在太阳病的范畴，但有时也会有例外，这都需要观其脉证，随证治之。曾遇到一例慢性荨麻疹的案例，全身皮肤起风团，反复发作，证似太阳表证，但以桂枝法开解太阳治之不效，细细询问患者略有恶心呕吐，"喜呕"是少阳病病情，在原方中参以柴胡、黄芩枢转少阳后，结果病证迎刃而解。

还有一例皮肤癌晚期病人，全身皮肤颜色暗沉，尤其阴囊、会阴部位

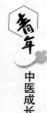
皮肤反复溃烂，有渗液，多次手术后仍难愈合，苦不堪言，脉沉舌暗。以四逆法温阳托补之剂仍不收口。后考虑会阴、阴囊部位为厥阴经所过之处，也是阴阳交会之地，寒热错杂，阴寒束缚厥阴合机，阳气郁结化热而肉腐，故在四逆法中参入乌梅丸方义，溃烂竟然收口。

这些问题都属于简单的察机范畴，临床上还有不少问题就不仅仅是要察当下的病机了，解决了当下的也许还需要解决下一步的，就像要达到目的有时直道而取即可，有时要绕几回路，次第而取才行。

比如我也遇到过一些中西医都很棘手的病例，单纯从病名上看，预后可能都不太好，但按照仲景钦安卢氏医学的理论辨证后都取得了转机。有一个亚急性肝衰竭的案例，是我同学的母亲，60岁，因为长期罹患类风湿关节炎，全身关节经常疼痛，平时服药也不规则。2016年夏其因感冒后自行服药，引起急性肝衰竭，当时总胆红素高到420μmol/L，直接胆红素374.2μmol/L，总胆汁酸319μmol/L，在医院行人工肝血浆置换后肝功能有所好转，但过几天指标又上来了。当时病人走投无路，想到用用中药，我当时看她的时候全身都发黄了，食欲很差，胃脘胀满，每顿只能吃一点流质饮食，像玉米汁、牛奶之类，但吃下去就吐了。舌质暗红苔白，脉沉，脾胃脉滞。

其实我之前并没有治过肝衰竭的经验，只是按照仲景钦安卢氏医学的理路去辨证，刚开始就考虑太阴的问题，太阴病的提纲就是食不下，所以用了开中的方法，藿香、苍术、西砂仁、白蔻仁、陈皮、法半夏、茯苓、炙甘草、生姜，胃口稍好一些。之后就过渡到理中汤，四逆合理中之类，用了一段时间，胃口也好了，胃胀也逐渐消除，黄疸渐退，复查指标也在下降，这下医患的信心都提起来了。再后面又守住四逆合理中这个法，加了填精的药物，大概调理了3个多月，肝功能指标也彻底恢复正常了，我又开始给她调理类风湿关节炎的问题。到目前大概5年了，随访患者身体一直都不错。

还有一个胰腺癌的案例，男，65岁，因为食欲下降，食后即吐，短期内体重下降20余斤，检查发现胰腺占位，医院判断已经错失手术时机，遂求治于中医。病人来诊的时候脉沉，两关滞。我发现他也存在一个共性的问题，就是太阴病的食不下，刚开始也是给他用开中的方法，很快胃口就好了，吃了也不吐了，之后就一直守住四逆益气填精的方法给他扶正，前后断断续续地治了将近3年。目前患者体重已经完全恢复，望之如常人，生活工作都很正常。

身体的语言就是脉和证，透过这些语言读懂身体当下想要做什么，也就是找到病机，理法方药才能真正落到实处。在仲景钦安卢氏医学的实践中，我感受到自己时时刻刻都是在用六经辨证的理法来思考问题、解决问题，站在这个层面再去做临床，学习经典，颇有左右逢源之感。

（2）儿科临证心得

自古以来儿科被称作"哑科"，因为诊断和治疗上都存在一定的难度。临证以来，根据仲景钦安卢氏医学的理法，我在儿科方面也做了一些探索和思考。

首先，小儿的生理特点是比较特别的，吴鞠通先生曾用"稚阳未充，稚阴未长"来描述这个特点。顾名思义，小儿正处于阴阳初长的阶段，如春日之嫩芽向外鼓动绽放，因此身体的气机呈现出阳舒阴布、由里出表的整体态势。郑钦安也说："凡人皆禀二气所生，有自然之理，小儿初生，尤若瓜果初出土之萌芽……生机原是自然，换肚换肠，亦是自然。"根据《素问·上古天真论》所载："女子七岁，肾气盛，齿更发长……丈夫八岁，肾气实，发长齿更。"齿为骨之余，发为血之余，齿更发长代表了骨骼血脉的生长蜕变，由此可以推论，在七八岁之后，小儿的生长发育主要集中在骨骼、血脉等四肢百骸外在形态上面，直至二七、二八性成熟具备复制繁衍能力为止，而在七八岁之前，小儿的生长发育则以五脏六腑的内在完善为主。有经为证，《灵枢·天年》有言："人生十岁，五脏始定，血气已通，其气在下，故好走。"

可见，十岁之前小儿的生长发育主要在五脏的"定"亦即发育健全上面。为了更好地护持小儿的生长发育，就需要护持好小儿生长发育的这个自内向外"透"的态势，这才是小儿的生机所在，亦才是"纯阳之体"的真义。如果说太阳和少阴是人体气化的核心，那么小儿气化的重点就在太阳，在表不在里。

小儿生长发育启动的这个势头反映在身体的方方面面，古人很巧妙地用"变蒸"这个词来描述，《诸病源候论》称之为"小儿变蒸者，以长血气

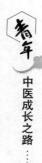
也。变者上气，蒸者体热"。小儿有时会出现生理性的上气（喘逆、咳嗽）或者发热，此谓之"变蒸"，是小儿五脏六腑血气生长带来的正常变化。我觉得"变蒸"这个词用得太妙了，北方人时常蒸馒头、包子，馒头和包子只有通过水热之气的蒸腾，才能变得饱满疏松、通透匀称，而馒头、包子也需要隔着笼屉，笼屉也需要具足一定的通透性，这样水热之气既可以往上蒸腾，蒸腾到上面的水也可以沿笼屉流下去，如此循环往复，才能完成"变蒸"的过程。

其实这也是钦安卢氏理解的人体生理，天地（亦即乾坤）合气之后，乾分一气落于坤中，形成坎水之卦。坎卦因为禀受乾元一气，亦即元阳，阳蒸坎水化气上行，至于华盖（肺），再激发离卦下行，二气往来化生中土，发育万物，形成后天的五脏六腑。这个二气往来就是"蒸"，只不过成人的"蒸"只是维护机体的日常功能而已，小儿的"蒸"是为了"变"，是为了生长发育，所以其"变蒸"尤其突出而已。万密斋在《幼科发挥》中指出："变蒸虽是胎疾，非胎热胎毒之可比矣。此少阴生长之气，发育万物者。"

小儿的五脏六腑没有通过少阴生长之气的变蒸，如何发育完善呢？我们看小儿活泼好动，不喜静，可视作蒸腾之内在动力充足；肌腠皮毛时常开泄，较之成人要汗多，可视作水气蒸腾之外候正常。正常情况下，小儿周身的皮肤摸上去是饱满的、润润的，有一层微汗，这个饱满和润泽就是蓬勃生机的显露，也是五脏六腑能够推陈致新，不断充养完善的标志。与小儿的生理非常相似，树木是地球上很少见的能逆着地心引力不断向外向上延伸生长的生命。就像树木的健康依赖于在表的树皮那样，小儿的健康也需要重表，重视对表的养护。

而蒸过馒头包子的人都知道，蒸馒头包子的过程中热气蒸腾，最怕揭开锅盖，一掀开锅盖，寒气一闭，馒头包子顿时会萎缩干瘪下去，不复饱满，此为外邪。另外，笼屉的通透性也很重要，木质的就要比金属的好些，因为木性更通透些，如果水热之气不能上达，蒸的过程也会受到障碍，此为内邪。

所以小儿变蒸的过程，一旦感受外邪尤其是受风受寒，或者饮食不节、肠胃积滞，都会从内外两方面影响变蒸的过程，阳气不能自内而外的宣通，自然会出现各种病象，影响小儿的正常发育。比如说最为常见的小儿发热，大部分都是感受外邪或者饮食积滞，障碍了小儿变蒸的过程，引起发热。按照仲景钦安卢氏医学，常用桂枝法开解其表，疏通中焦，顺应了小儿的变蒸过程，这个方法不仅对小儿发热效果甚好，时间长了会发现小儿的体质也会变得越来越好。

郑钦安先生曾言："至于外感一切，务察时令，小儿虽不能言，而发热之有汗无汗，口热不热，二便之利不利，只此数端，亦可以知其病矣。其至要者，太阳主皮肤，统营卫为第一层，六客中人，必先犯此，学者须知，切勿惑于小儿稚阳之体，原无伤寒之说，不知小儿气轻力薄，正易伤寒也。"

目前临床上就有不少人惑于小儿纯阳之体的说法，用药多偏于寒凉，不识解表，干扰了小儿变蒸的过程，导致病邪多滞于表。比如说小儿腺样体肥大，我认为现在临床所见的大部分属于小儿表证未解，而且是长期不解，进而导致表气不能宣通，阻塞肺窍，从而引起鼻咽部淋巴组织增生肥大这个结果。虽然通过疏导肺络、解表通窍的方法可以治好，但至少需要 1～2 个月的时间，甚至更长。

还有小儿肠系膜淋巴结肿大，不少也是太阳表证未解，内陷入太阴所造成的问题。今年我还遇到过 2 例小儿颈部淋巴结肿大的案例，有一例甚至肿大如桃李，望之骇然。究其原因，都是表证发热，没有及时解表处理或者滥用消炎药导致的，经用桂枝法解表，按其经络所在稍加葛根、柴胡之类很快也就痊愈了。

根据现代医学的研究，腺样体、扁桃体等淋巴组织在出生后随着年龄的增长而逐渐长大，4～6 岁时为增殖最旺盛的时期，青春期以后就会逐渐萎缩。所以淋巴组织属于机体免疫系统的重要组成部分，其功能与中医里面可抵御外邪的卫气相近。而小儿体表的淋巴组织容易增殖，正说明小儿生理性的防御重点在表而不在里，因此小儿的养护尤需重表。

还有小儿遗尿，通常的做法均以肾虚治之，有效有不效。其实从小儿变蒸的角度视之，诊断治疗应注意表的问题，临床所见更多属于膀胱气化失常。而引起膀胱气化失常的原因，大部分还是受寒，或者饮食积滞，或者劳累过度。《伤寒论》中太阳蓄水证一个很重要的主证就是小便不利，其实遗尿也可以看作是小便不利的一种表现来理解。

至于小儿惊风，如郑钦安先生所言："所谓惊风者，因小儿发热抽掣，角弓反张，项强摇头吐舌，有时卒然掣动，若惊之状。前人不按经旨，见其惊状，即以惊风名之，而不知是外邪客于太阳之经络也。太阳之经络为外邪闭束，气机不畅，抑郁为热，热甚则风生，而抽掣角弓等情所以有也。此际正当用桂、麻二汤，或麻杏石膏等汤，以解太阳之邪，邪气解而风热即不生，何抽掣等症之有乎？市医遵守惊风一语，更立无数名目，以讹传讹，妄拟一派镇惊去风、逐痰之方，小儿屈死于此者，不知几百亿兆矣。况人身皮肤，第一层属太阳主事，岂有外邪入内，而不伤及者乎？"

现在小儿惊风的病人有时会被误诊为癫痫发作，细查其病，常因外感诱发，属于痉病的范畴，按照桂枝法解表，少佐解痉之品即可。我在临床上也碰到了一些病人，嘱咐其慎防外感，有外感的时候及时运用桂枝法解表处理，久之自然痊愈。

除了外邪侵袭、饮食过度，脾胃积滞也会影响小儿变蒸的过程，因此古人说："若要小儿安，常带三分饥与寒。"中焦既要健运，使气血生化有源，也要通畅，使少阴生长之气畅达，所以小儿的饮食常需要少一点，定时而不定量。临床上所见小儿多饱食之疾，或晚餐过量，或营养过度，反而障碍其生长发育。曾治过一个3岁小女孩，对多种饮食甚至米饭都过敏，每餐仅能食少量米粉，所以看上去身高、体重要比实际年龄要小很多，家长心急如焚，四处求医未果。对于这种情况，治疗上我并没有急于补肾补脾，而是用了仲景钦安卢氏医学的开中之法，助其开中纳食，经过2个多月的调理，小女孩的饮食谱终于恢复正常，生长发育也逐渐恢复。

（3）妇科临证心得

小儿的养护属于后天的范畴，如果要全面的调摄，还需要照顾到先天，这个先天的决定权就在女性的身上。在学习仲景钦安卢氏医学的过程中，我对妇科疾病的病因病机和诊断治疗渐有领悟，尤其是2005年11月学习黄帝内针之后，经杨真海先生提点，更有融会贯通之感。

妇科自古以来分经、带、胎、产四大证，但冲任不调是其基本病机，因此清代医家徐灵胎曾言："凡治妇人，必先明冲任之脉……冲任脉皆起于胞中，上循背里，为经脉之海，此皆血之所从生，而胎之所由系，明于冲任之故，则本源洞悉，而后所生之病，则千头万绪，以可知其所从起。"

对于调经而言，按《素问·上古天真论》言："二七而天癸至，任脉通，太冲脉盛，月事以时下，故有子。"月经按时来潮的次第条件是天癸至、任脉通、太冲脉盛，如此女性才能维护好正常的排卵和生殖功能，才能"有子"。按照仲景钦安卢氏医学的理路，调经种子可以分解为两个步骤，或者说两个部分来看待，即经期宜通，经后宜补。

经期宜通，即是在行经期主动调摄，注重经血的畅达。因为月经期最容易遇到的问题就是因为内滞外寒造成的冲任不调，经血不畅，《伤寒论》太阳病篇中有 3 条非常重要的"热入血室"条文就是讲述了经期前后受寒引发了经血的结滞，隋代巢元方《诸病源候论》记载"妇人月水不利者，由劳伤血气，致令体虚而受风冷；风冷客于胞内，损伤冲任之脉，手太阳、少阴之经故也。冲脉、任脉为经脉之海，皆起于胞内；手太阳小肠之经也，手少阴心之经也，此二经为表里，主下为月水。风冷客于经络，搏于血气，血得冷则壅滞，故令月水来不宣利也。"可见经期受寒是引起妇科病的一个重要因素。除此之外，情绪也是一个重要因素，赵献可认为："凡室女诸病，以调经为先，理气为要，每遇经至，切戒气恼，否则有癥瘕之患。"

因此宋代陈自明在《妇人大全良方·调经门》总结："若遇经脉行时，最宜谨于将理。将理失宜，似产后一般受病，轻为宿疾，重可死矣。盖被惊则血气错乱，经脉斩然不行，逆于身则为血分、痨瘵等疾。若其时劳力，则生虚热，变为疼痛之根。若恚怒则气逆，气逆则血逆，逆于腰腿，则遇经行时腰腿痛重，过期即安也。逆于头、腹、心、肺、背、胁、手足之间，则遇经行时，其证亦然。若怒极则伤肝，而有眼晕、胁痛、呕血、瘰、痈疡之病，加之经血渗漏于其间，遂成窍穴，淋沥无有已也。凡此之时，中风则病风，感冷则病冷，久而不愈，变证百出，不可言者。所谓犯时微若秋毫，感病重如山岳，可不畏哉！"可见行经期外感风寒或者内伤七情，都会引起经血不畅，冲任不调，形成妇科总的病机。

按照钦安卢氏医学的理路，行经期基本上会以桂枝法宣通阳气，畅达气血，使脉道得以通畅，气滞得行，寒散瘀消，瘀消新生，冲任之脉得以调畅，真正实现了《伤寒论》中记载的"血自下，下者愈"，胞宫、胞脉透过行经期实现了一次太阳的开解自愈过程，于妇科疾病的治疗与预防意义重大。

当代妇科专家、北京协和医院郎景和教授提出"在位内膜决定论",认为子宫内膜异位症是由异常的子宫在位内膜组织随经血逆流至盆腹腔,在异地完成黏附、侵袭、血管生成之病理过程,而形成病灶。致病的关键系子宫在位内膜本身,而子宫在位内膜干 / 祖细胞或其微环境的改变可能是根本原因。以桂枝法宣通经血,恰恰就是对在位内膜最好的呵护。

经后宜补,即在常以四逆法温补阳气,填精益气。使精能化气,人身正气充足,增强自疗机能,建立自愈机制,在有效解决临床表现之外,防止复发。经血的化生激发于肾,是由天癸推动的。而温阳益气填精之法可以很好地作用于少阴,使精气化生有源。

仲景在《金匮要略·妇人杂病脉证并治》中指出:"妇人之病,因虚、积冷、结气,为诸经水断绝,至有历年,血寒积结胞门,寒伤经络。凝坚在上,呕吐涎唾,久成肺痈,形体损分;在中盘结,绕脐寒疝,或两胁疼痛,与脏相连;或结热中,痛在关元。脉数无疮,肌若鱼鳞,时着男子,非止女身。在下未多,经候不匀。冷阴掣痛,少腹恶寒,或引腰脊,下根气街,气冲急痛,膝胫疼烦,奄忽眩冒,状如厥癫,或有忧惨,悲伤多瞋,此皆带下,非有鬼神,久则羸瘦,脉虚多寒。三十六病,千变万端;审脉阴阳,虚实紧弦;行其针药,治危得安。其虽同病,脉各异源。子当辨记,勿谓不然。"其中虚、积冷、结气可谓是妇科疾病的主要病因,经期宜通,可温煦积冷,畅达结气,主要考虑太阳;经后宜补,也可治虚,主要考虑少阴,于机体之气化、妇科之调摄可谓握其要诀了。

但还有余义,因为"八脉隶属于肾",冲任的归属通常都会被统到少阴上去。但 2017 年跟随杨真海先生学习黄帝内针的时候,发现真海先生非常强调冲、任、督、带与妇科之间的关系。根据黄帝内针同气相求的原则,八脉交会穴中冲脉交于足太阴脾经公孙穴,任脉交于手太阴肺经列缺穴,督脉交于手太阳小肠经后溪穴,带脉交于足少阳胆经足临泣穴。因此冲任二脉与太阴同气,故取太阴即可作用于冲任二脉,于是顿觉豁然开朗。

经血的按时来潮,需要任脉通,其标志在于太阴的通畅,需要太冲脉盛,其标志也在于中焦气血的旺盛。证之前贤,郑钦安在《医理真传》中指出:"中也者,生化精血之所也,言调经之大主脑也。"陈修园先生也提出："古人以月经名为月信，不止命名确切，而月事之有无、多少、迟速，及一切治疗之原委，无不包括于'信'字之中。夫五行之土，犹五常之信也。脾为阴土，胃为阳土，而皆属信；信则以时而下，不愆其期。虽曰心生血，肝藏血，冲任督三脉俱为血海，为月信之原，而其统主则唯脾胃，脾胃和则血自生，谓血生于水谷之精气也。若精血之来，前后、多少、有无不一，谓之不调，不调则失信矣。"证之临床，亦是如此。

比如多囊卵巢综合征作为常见的妇科疾病，是一种以高雄激素血症、排卵障碍以及多囊卵巢为特征的病变，以无排卵、不孕和肥胖、多毛等典型临床表现为主，中老年则出现因长期的代谢障碍导致的高血压、糖尿病、心血管疾病，等等。多囊卵巢综合征在我国有着庞大的患者群，在育龄期女性中患病率为 5%～10%，占无排卵性不孕 30%～60%，有报道称达75%。

为什么多囊卵巢综合征会出现代谢障碍呢？这就就充分说明了冲任二脉与太阴之间的关系密切。其临床表现就是月事不能以时下，无排卵所以无子，其实也就是天癸至、任脉通、太冲脉盛这个生理链接的障碍，在治疗上除了以桂枝法温畅经血、四逆法益气填精之外，照顾好太阳、少阴气化的核心之外，还应该注重太阴的畅通与旺盛。这样高雄激素症状就会缓解，月经恢复规律，自然有子，肥胖和胰岛素抵抗等代谢障碍也能得到解决。我在临床上治疗多例，均取得良效。

张景岳认为："女子以血为主，血旺则经调而子嗣，身体之盛衰无不肇端于此。故治妇人之病当以经血为先。"经血调畅，带、胎、产等妇科的诸多问题也都会顺理成章得到解决。但经带可以同调，胎产的方面则有其特殊性，对于胎产来说，此时冲任气血荣养胞宫，也是太阴所统摄。正如郑钦安先生所说："夫坤厚载物，全赖二气维持……以余细维，阴阳合一，养于坤宫，此刻十二经经血无时无刻不在，真不啻北辰居所而众星拱之也。"坤宫就是中土，亦即太阴也。

而妊娠的特征很符合太阴病提纲证："太阴之为病，腹满而吐，食不下，自利益甚，时腹自痛。若下之，必胸下结硬。"试问哪一位妊娠期的妇女不是变得大腹便便呢？这不是"腹满"吗？妊娠早期的孕吐不就是"吐，食不下"吗？妊娠中后期因为腹腔压力改变所导致的排便异常不就是"自利益甚"吗？妊娠末期经常出现的腹痛不就是"时腹自痛"吗？而且妊娠期又是最忌讳用下法的，与"若下之，必胸下结硬"的说法亦不谋而合。

所以太阴病的提纲可以说非常生动地描述了妊娠期女性的生理病理学特点，因此妊娠期的大部分疾病我们都可以考虑从太阴这个角度来考量。

《黄帝内经》有言："知其要者，一言而终。不知其要，流散无穷。"关于妊娠期疾病的处理，如果参照了太阴病提纲，考量到中的关键性作用，我们便可以做到一言而终了。比如在妊娠期的养护方面，很多人就会非常矛盾，是该多吃补品呢，还是该多吃水果？是该多运动呢，还是该多休息？其实这个问题很简单。因为饮食最终要作用在中土上，劳逸最终也要作用在中土之上，当然也包括情绪，我们要看这些生活方式有没有使中土更畅达，生化更有力量。通俗一点来说，就是你要感受你吃了这个东西或者运动了之后，你的胃口更开了吗？消化更好了吗？大便是否通畅？精力是否更充足？反之我们就要考虑这个方式是否有待调整了。

我经常建议孕期或者孕前3个月的准父母要早睡，因为太阴病的欲解时就是"从亥至丑上"，也就是晚上9点到第二天凌晨3点，如果父母在这个时间段能够拥有高质量的睡眠，那么中土的畅旺可想而知，我想这可能也是父母送给胎儿最好的礼物了，因为先天决定后天，这对孩子的体质有决定性的帮助。按照临床上的经验，如果孕前能够早睡，至少能够减少很多妊娠病的发生，比如说孕吐。

另外，妊娠期还应该注意情绪的管理，我们一般把负面的情绪发泄称为发脾气，其实脾属土，负面的情绪也许比饮食起居更能直接影响到中土。在中医的优生学中，我们历来非常重视胎教，强调"故妊子之时，必慎所感。感于善则善，感于恶则恶"。而这个善恶不仅仅是指外在的环境，更指内在的起心动念。《中庸》有言："喜怒哀乐之未发谓之中，发而皆中节谓之和。"一念的发动，都会影响到整个生命状态的中正平和，这是更究竟、更具根本性的中。

如果每个妊娠期的女性都能够了解自己当下的状态，并和关心她的家人一道努力去面对并随时调整情绪，使之保持在相对平和喜乐的阶段，理顺好家庭的各种关系，那么我想不仅可以从源头上减少妊娠病的发生，还可以真正实现优生，使胎儿的生命在此过程中获得提升和优化。《古列女传·母仪传》曾载："太任，文王之母，挚任氏之仲女也，王季娶以为妃。太任之性，端一诚庄，惟德之行。及其娠文王，目不视恶色，耳不听淫声，口不出敖言。生文王而明圣，太任教之以一而识百，卒为周宗。君子谓太任为能胎教。"这个案例说明胎教古已有之。

妊娠期的养护离不开太阴，离不开中，妊娠期的疾病也是如此，比如妊娠恶阻。有一位病人39岁，孕3月时来诊，当时已孕吐1月余，整日恶心欲呕，纳差胃胀，厌闻油腻，口干舌燥，甚至连稀饭都喝不下，讲话的力气都没了，小腹频频坠胀，几乎丧失信心。舌质淡暗，略胖，苔薄，脉滑，胃脉大。予理中开中之法后，恶心呕吐之证悉除，气力恢复，后再益以四逆法，配合黄帝内针调理冲任，小腹坠胀感也大为缓解，顺利产下一子。

还有一个妊娠胎儿迟育的案例，母亲27岁，既往有多囊卵巢综合征病史，孕7周时有胎芽但尚无胎心，胃脘、小腹痛，腰胀，咳嗽，纳尚可，脉紧。医院方面建议治疗意义不大，让病人顺其自然，但病人考虑怀孕不易，想要保胎。先予桂枝法解表、疏导肺络，待咳嗽和腹痛缓解后，再用四逆理中合法温阳固中养胎，前后治疗不到2周，胎心就出现了。

3. 借传承之酒，解心中块垒——流派对于中医学习的意义

在内心彻底接受了仲景钦安卢氏医学这个极其珍贵的学术流派之后，颇有云端里看山河的感觉。以前的学习总是没有主线，对经典的学习还不太够得着，不免支离，对历代医家的学术也不能深刻理解，不免肤浅，对现代医学的认识不免过激。直到内心真正有了依止，这个情况就得到了很大的改观。

比如说对《伤寒论》的学习，以前的学习总是拘泥于一方一药上面，对条文中蕴含的理法却视若无睹。但在学习仲景钦安卢氏医学之后，好像脑后多了一只眼睛。比如第12条："太阳中风，阳浮而阴弱，阳浮者，热自发，阴弱者，汗自出。啬啬恶寒，淅淅恶风，翕翕发热，鼻鸣干呕者，桂枝汤主之。"以前读不觉得如何，现在读一字一句都是文章，都会落在阴阳上。太阳中风，风本身就是压力的梯度差产生的，这个梯度差就是阴阳的作用，"阴阳怒为风"。而《金匮要略》有云："夫人秉五常，因风气而生长。风气虽能生万物，亦能害万物，如水能浮舟，亦能覆舟。"阴阳相互作用产生了风，这个风有生万物的和风，也有害万物的怒风，中风即是有害的风。

太阳中风的病机为"阳浮而阴弱"。《素问·生气通天论》云："凡阴阳之要，阳密乃固……故阳强不能密，阴气乃绝，阴平阳秘，精神乃治；阴阳离决，精气乃绝。"阴阳之要义在于阴平阳秘，而一旦阳强不能密，阴气乃绝，就会出现阴阳失和，甚至引起阴阳离决。阳的本位是秘藏起来的，一旦浮起来就说明离开了本位，而阳浮起来，阴自然就也随之流溢散失于外。"阳浮而阴弱"说明在中风的作用下，阴阳离开了阴平阳秘的本位，丧失了阴阳和合的作用，逐渐走向阴阳离决。不过这个离决是太阳层面的，仅仅只是表证，如果放到里证上看，那就是根本的离决了。

"阳浮而阴弱"，恰好演示了阴阳失和的状态，较之于"阳强不能秘，阴气乃绝"虽然在程度上相差甚远，但阳本固秘于里而浮越于表，阴本平和于内而泄露于外，一个"热自发"，一个"汗自出"，已然描绘出了"阴阳离决"之象。桂枝汤中既有辛甘之味解表复阳，又有酸苦之药化阴敛阴，使阴平阳秘，阴阳和合。由此则阳浮亦即"阳强不能秘"至极限时，为亡阳候，即可用四逆汤回阳救逆；阴弱亦即"阴气乃绝"至极限时，为亡阴候，即可用大承气汤急下存阴。

综观整部《伤寒论》，无非是从阴或从阳这两个路线去演示如何去和合阴阳的，只是层次有所不同而已。如此参究，我们就会品出自己的意味出来。

那么透过这两句话，其实仲景已经告诉了我们疾病的本质，而阳浮在前，阴弱在后，从《素问·生气通天论》到仲景，再到钦安卢氏医学，其阳主阴从的理念是一气贯通的。那么之后以桂枝汤治之，虽名曰调和阴阳，调和营卫，但主导还是辛甘化阳的作用。

像第 4 条"伤寒一日，太阳受之，脉若静者为不传；颇欲吐，若躁烦，脉数急者，为传也"，一般人都认为此条讲太阳病的传变，"颇欲吐"是指向少阳传变，"躁烦"是指向阳明，但如果立足于钦安卢氏医学六经一气的层面上来看，会看出更多的门道出来。"颇欲吐"是不安于饮食，中土的纳运失常，后天之本出现了问题。"躁烦"则是不能安卧休息，心肾不能相交，精神失养，先天出现了问题。先后天不稳，自然疾病容易出现传变。通俗地讲就是在治疗的过程中，病人的胃口、睡眠有没有越来越好，这些现成的感受就是判断治疗效果最有力的证据。

因此在临床中，此条不仅可以作为太阳传变的依据，也可以作为所有疾病传变的依据。先后二天稳固了，就最大限度地杜绝了疾病传变的可能，进而扭转病机。如果在治疗上没有考虑到这一点，就很容易错失良机。

第270条"伤寒三日，三阳为尽，三阴当受邪。其人反能食而不呕，此为三阴不受邪也"也说明了这一层意思。前面所举的急性肝衰竭和胰腺癌的案例，刚开始都是胃口很差，中焦纳运功能失常，这也就是说疾病发生了比较严重的传变。如果不能迅速扭转，可能预后就很不好。但如果这个时间我们扭转过来了，疾病也许会有好的转机。

第378条"干呕、吐涎沫、头痛者，吴茱萸汤主之"，通常大家都认为此条是在讲厥阴头痛，此头痛为肝寒气逆所致。第243条也是吴茱萸汤证："食谷欲呕者，属阳明也，吴茱萸汤主之。得汤反剧者，属上焦也。"这一条属于阳明虚寒证，也用到了吴茱萸汤。如果说从方药的层面来看，这两条就是两个方证，厥阴与阳明之间有关系，但并不突显。

其实从临床所见，这两个方证正说明了厥阴头痛出现的次第关系和内在联系。大部分厥阴头痛正是大量进食生冷所致，初始都在阳明，日久波及厥阴所引起。而且这一类病人以女性多见，也并不都是标准的巅顶痛，更多是以偏头痛为主，查其脉象，肝脾两关的脉都很紧，临床常用桂枝法加温肝温脾的良姜、小茴香、丁香、吴茱萸等药物，效果很好。但如果没有钦安卢氏医学的基础，我是没有办法理解这两者的关系，进而明其理路的。

还有，对历代医家的经验，也能有所拣择而会心。如曾读刘河间先生的《素问玄机原病式》，印象最深的是其对"玄府"的阐述："然皮肤之汗孔者，谓泄气液之孔窍也。一名气门，谓泄气之门也；一名腠理者，谓气液出行之腠道纹理也；一名鬼神门者，谓幽冥之门也；一名玄府者，谓玄微府也。然玄府者，无物不有，人之脏腑、皮毛、肌肉、筋膜、骨髓、爪牙，至于世之万物，尽皆有之，乃气出入升降之道路门户也。"

此段文字虽然不是仲景钦安卢氏医学的专著，但如果从这个角度去感受六经，尤其是太阳的开机，就会认识到太阳的范围实际上是非常广泛的，五脏六腑、四肢百骸几乎无处没有太阳。记得刚临床的时候就碰到一例神

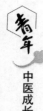

经性耳聋的患者，中西医治疗月余效果不佳，细询之乃是产后不慎受风寒，寒闭玄府所致，故予桂枝法开解太阳，数剂即愈。古人曾有"依经不依论"的教言，如果读书没有正依经典，就很容易流散无穷，反滋疑惑，现今正处于信息泛滥的时代，这种依止就显得更加可贵了。

记得我看过广西名医林沛湘先生的一则医案，患者为中年女性，确诊病态窦房结综合征 2 年余，动态心电图提示：基本心律为窦性心动过缓并窦性停搏及房速和房扑。症见头晕健忘，睡眠不佳，心悸发作时气紧胸闷，舌质淡而稍暗，舌苔白，脉沉而细，脉率 38 次 / 分。林老辨证考虑为心肺阴阳两虚，肺气失宣所致，处以生脉散合麻黄汤加减，调治 1 个月症状即明显改善，经巩固后复查动态心电图转为窦性心律，心率 55 ～ 60 次 / 分，未见停搏，房速及房扑大为减少，有少量房性及室性早搏，随访 1 年病情稳定。因为病窦综合征合并窦性停搏的患者，一般都需要安装起搏器的，单纯的中药治疗确实不多见。

所以林老的这则案例让我在感叹前辈的学养之余，还迅速联想到《素问·灵兰秘典论》中的"肺者，相傅之官，治节出焉"。肺主治节，此节亦可以理解为机体生理性的节律性运动。而心肺同居上焦，肺又是通过什么路径调节心脏搏动的节律呢？《素问·平人气象论》载："黄帝问曰：平人何如？岐伯对曰：人一呼脉再动，一吸脉亦再动，呼吸定息脉五动，闰以太息，命曰平人。平人者，不病也。"可见肺主气司呼吸，以呼吸而调脉动，此平人气象也。林老以麻黄汤宣畅肺气，再辅以生脉散敛降之，宣降之间则肺气得理，呼吸调匀，脉动亦可逐渐恢复。

本案不仅在病窦综合征的治疗上给人以启迪，而且联系经典后还会让我们对肺的生理功能印象深刻，若能由此深入，再结合《素问·平人气象论》中呼吸对维系平人气象的意义，在这个层面上去解读肺的重要性，则日常养生调摄之法亦在此中了。

钦安卢氏医学也非常重视对肺的调摄，专门立有疏导肺络一法。根据此案的提示，我治疗过一位 80 多岁的老人，心律失常 20 余年，但鼻炎的病史更久，细查之肺脉滞，前后以疏导肺络之法调理数月，鼻炎痊愈。更可喜的是心律失常也恢复了，并且停掉了服用多年的抗心律失常的药物。

再说说对于现代医学的理解，目前科技发展日新月异，现代医学的基本知识和最新进展也可以帮助我们去理解中医，崭新的时代背景和生活方式也需要我们立足于当下来解读中医，做到古为今用。

如现代研究认为，热量限制推迟了身体几乎所有生理系统与年龄相关的正常衰退，尤其是免疫系统，这一点是在热量受到限制的动物中所观察到的最高寿命延长的基础。时下物质生活极为丰富，在日常中做到饮食有节是很有难度的，尤其是在临床中遇到的患者，都想着要食补或者药补，这样不知不觉中就很容易饮食过量。

而《伤寒论》最后一条就提出了"损谷即愈"的观点，对我们来说这是非常具有现实意义的。因为损谷的结果就是最大限度地呵护了脾，也护持了阳气，而脾司谏议，承担着机体的免疫功能，当免疫功能被呵护的时候，机体就离健康不远了。当然这样的例子还有很多，只要我们善于学习，很多思路都会向我们敞开。

记得刚读研究生的时候，同寝室的同学专业是男科。有一次我们谈到阳痿这个话题，我才知道"伟哥"原来是治疗心绞痛的药物，可以改善心脏的供血，但后来发现对男性勃起效果更确切些，就变成了所谓的"壮阳药"。但这也说明了阴茎和心脏之间存在着某种关系，同学从现代医学的角度来分析，说心脏与阴茎的血管构造存在着一定的相似性，也同样需要较多的血流供应才能维持其功能。

因此当心脏供血出现问题的时候，勃起也几乎会同时出现障碍，而勃起功能出现障碍的时候，也就说明心脏的供血已经有问题了，或者说是冠心病的前期征兆。同学从专科的角度也指出，现在心脏病和勃起障碍也几乎同时出现了年轻化的趋向，我感到这是一个很值得关注的话题。后来在临床中观察后发现，确实很多勃起障碍的病人，心这一部脉确实存在问题，或者有胸闷、胸痛的征兆。在用桂枝法、四逆法温通心脉之后，不少阳痿的病人也逐渐恢复了。这是透过现代医学的观察触发的临床理路。

以上只是学习仲景钦安卢氏医学过程中的一些经历，因为依靠了传承法脉的力量，很多东西才能触类旁通，经典与临床才能各受其益。以前在阅读《名老中医之路》丛书时，曾看过余无言先生注解《伤寒论》的方法，其文曰："一曰以经注经，即举仲景原文，纵横驰策以相呼应也；二曰以精注经，即系诸家学说，择其精英以相发明也；三曰以新注经，即引西医之新说，矫正中医之谬误以资汇通也；四曰以心注经，即以予个人之心得及诊疗之经验以资参考也。"此四法让我印象深刻，可谓先得我心，但如何能够兼有四法呢，我觉得自己还是依靠了这个珍贵的传承。

（二）学习实践黄帝内针的经历

1. 我也开始用针了

2015年11月，经刘力红老师推荐，我们几个同门开始正式跟随杨真海先生学习黄帝内针，因为老师已经是传承弟子的缘故，我们就认了真海先生为师爷。经过很短时间的培训，我们就掌握了黄帝内针的要诀，开始运用起来。这并非是我们足够聪明，而是黄帝内针经过久远的传承，至真海师爷总结提炼，已经简至不能再简，充分地体现了《灵枢·九针十二原》中所载"易用难忘"和"犹拔刺也，犹雪污也，犹解结也，犹决闭也"的特点。

黄帝内针的理论依据源自《黄帝内经》，见《素问·阴阳应象大论》："故善用针者，从阴引阳，从阳引阴，以右治左，以左治右"，以及"阳病治阴，阴病治阳，定其血气，各守其乡"。这两句话代表了黄帝内针的全部要诀，而阴阳之理是始终贯穿于黄帝内针理法和具体运用当中的。"阴阳者，数之可十，推之可百，数之可千，推之可万，万之大，不可胜数，然其要一也。"阴阳统摄和应象到三焦、六经以及具体的十二经络时，就具备无限的可分性。

而黄帝内针其原则有四：一者，上证下治，下证上治；二者，左证右治，右证左治；三者，同气相求；四者，阴阳倒换求。临床上内针就是根据以上原则，遵循"六三二一"的规范，六者，六经也；三者，三焦也；二者，左右也；一者，阿是穴也。仅取四肢肘膝关节以下的穴位进行操作，理简而效宏。

按照刘力红老师的说法，黄帝内针就是更加纯粹的六经辨证，而针刺作用的发挥，很重要的是依赖于经络，而人身从四肢到整个身体都有经络循行。经络所构造的这个网络没有丝毫盲区，因此依凭经络的作用，也就没有盲区，就能够作用于几乎所有的问题。再加上我们原本就有仲景钦安卢氏医学的底子，同气相求，用起来也非常得心应手。

刚开始用内针，基本上局限于痛证，到后来慢慢地扩展到内外妇儿临床各科，发现内针极大地提升了自己的临床能力。以妇科为例，记得有次门诊时，遇到一位中年女性，行剖宫产后小腹胀满如鼓，右侧上下肢乏力，经中药针灸治疗多年未效。为其取左侧内关、列缺、后溪、中渚、合谷等穴后，胀满之小腹以手抚之收缩大半，且上下肢乏力明显减轻。产后病为妇科调摄之重点，临床所见围绝经期（即更年期）诸多疾病皆源于产后养护不周所致，病程长而病位深，治疗日久亦难见功效。而产后亦为妇科调摄之难点，因健康理念缺乏，不慎风寒，不慎起居，不慎饮食，不时御神，哺乳期又畏服中药，虽有明医，往往亦难下手。此女剖腹而产，冲任督带受损，常法难以奏效，依同气相求之理，取同气之八脉交会穴，更独取阳明以治痿，故奏此效。

奇经八脉在临床上应用颇广，尤其是冲任督带对于妇科疾病是非常关键的部分。透过八脉交会穴，寻求奇经在六经上的同气，可谓黄帝内针的独创。如督脉的交会穴为后溪（太阳），任脉的交会穴为列缺（太阴），带脉的交会穴为足临泣（少阳），那么太阳、太阴、少阳所在其实亦可作为上述奇经同气的所在，在具体的临床应用中可以灵活运用。这些都来自真海先生在一次义诊中，指点我冲任督带在妇科疾病中的重要性，从此我发现这个方法在妇科临证中效验非常。

还有一次遇到一例围绝经期综合征病人，中年女性，年过七七，十余年来饱受失眠之苦，常常凌晨两三点因全身发热汗出而醒，醒后则再难入睡，而午间欲求小寐片刻亦不可得；加之全身有燥热感，讲话或激动时则燥热感直冲头面部，面红若醉，尤以头部两侧为重，时有眩晕、腰痛。最令人苦恼的是经多方调治乏效，寒药热药均不甚应，故求之于内针。依同气相求的原理，先取右侧足临泣、太冲以平冲气，待燥热感减轻，再取公孙、照海、申脉、陷谷以调冲任、理阳明，经过数次调理，失眠燥热已经明显改善，余症基本消失，目前仍在巩固。诸多好转中尤其令人振奋的是患者针后终于可以午睡片刻。

《素问·上古天真论》："女子七岁，肾气盛，齿更发长；二七而天癸至，任脉通，太冲脉盛，月事以时下，故有子；三七，肾气平均，故真牙生而长极；四七，筋骨坚，发长极，身体盛壮；五七，阳明脉衰，面始焦，

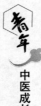

发始堕；六七，三阳脉衰于上，面皆焦，发始白；七七，任脉虚，太冲脉衰少，天癸竭，地道不通，故形坏而无子也。"对于围绝经期的女性来说，实际上经文已经提点了诸多经脉的问题，除了"任脉虚""太冲脉衰少"，还有根本上的肾气衰，自五七就开始显现的"阳明脉衰"，六七开始的"三阳脉衰于上"。作为内针学人，我感觉临床上对于此类疾病的治疗无非是基于经义表达的诸多变化，其要领又在于随证治之。如近期治疗的另一位患者，即是围绝经期后出现凌晨夜溲 1 次，影响睡眠，按原则选取右侧内关、列缺、后溪、中渚、合谷，1 次即显效。

对于女性其他生理阶段的问题，如月经病、胎前产后病及美容等，亦可以引而伸之进行调治。而于医者方面，通过内针很容易就实现了辨治的思路与愿望。

2. 黄帝内针提升六经辨证的思维境界

2017 年夏参加黄帝内针忻州义诊时，听真海师爷和刘力红老师提起忻州出产的六道木。相传穆桂英大破天门阵就是用的六道木，又称降龙木，当地多用来做念珠和手杖，其断面就是非常均匀的六瓣性状，故得其名。刘老师说这就是六经一气，就是内针的理。真海师爷非常赞叹老师的说法，后来竟然买了一捆六道木作为纪念。

六经一气其实也是仲景钦安卢氏医学所提倡的理，这与黄帝内针若合符节。按照《素问·阴阳离合论》的说法："三经（三阳）者，不得相失也，搏而勿浮，命曰一阳……三经（三阴）者，不得相失也，搏而勿沉，名曰一阴。阴阳𩒨𩒨，积传为一周，气里形表而为相成也"，三阴三阳为一气流行出入，离散为六，统之则一，是一个完整的系统。如果不能在一个完整的系统体认六经，那么我们所见的六经一定是片面的、割裂的。

而黄帝内针和仲景钦安卢氏医学可以在理上完美的结合在一起，因此才能在方药和方针的运用上形成无缝链接，这也是在选择传承时需要注意的。有段时间我对另一门针灸流派——五行针灸非常感兴趣，真正在面临选择的时候，我觉得五行针灸虽然很美，但在自己还没有能力驾驭两种不同的思维模式时，我就果断放弃了。

经络学说历来就是六经辨证的重要组成部分，而黄帝内针初始的辨证思路主要就是按照"经络所过，主治所及"的方法进行辨证治疗的，非常简易而且容易操作。黄帝内针可以说就是《伤寒论》与《针灸学》学科交叉的一个示范，能够把六经辨证的临床思维简单化而且透过针下的变化迅速表达出来，是一个可喜的突破，这对学人建立中医六经辨证思维和信心意义重大。如果说一开始学习中医时就能先从内针开始，那么无疑就是选了一个易行道，因此我也非常推荐想学仲景钦安卢氏医学的学人可以先把内针作为前行。

当然六经辨证的内涵非常丰富，除经络外还包括脏腑、气化等诸多方面，这些方面应该是互相联系、互相影响的。而黄帝内针透过对六经经络的影响，还可以触动六经的脏腑、气化等各个方面，这需要建立在对六经辨证有更深入的把握和理解上。刘力红老师曾指导我治疗了一例体位性高血压的案例，老师认为"相火以位"，相对位置的变化对相火的影响是决定性的而六经中少阳主司相火，于是辨证属于少阳病，按照内针原则在外关穴上求得同气，连续针灸三日，每日针前针后进行对比，效果都很好，血压皆能降至正常。这个案例对我触动很大，举一反三，体位变化引起的眩晕、痛证等诸多身体不适皆能从少阳入手去考量。

内针在六经辨证方面对我的启迪是多方面的，如前面妇科临证心得时提到的"冲任统于太阴"的说法，其实就来源于内针同气相求的感受和实践。可见黄帝内针不仅可以促进六经辨证思维的建立，而且还可以在此基础上深化六经辨证的思维，验证六经辨证的临床思路正确与否。

3. 黄帝内针引导了针药并用的医经家传统

同很多人一样，黄帝内针也改变了我多年来的从医格局，从有药无针到针药并用，这也促使我思考古往今来的医家传统及其流变。在《黄帝内经》时代，针刺毫无疑问是医家五术（砭石、毒药、灸焫、九针、导引按跷）中最突显的一个治法。而到了后来，针刺的份额逐渐减轻，甚至到了清代，徐大椿先生提出了"针灸失传论"，其文为"《灵》《素》两经，其详论脏腑经穴疾病等说，为针法言者，十之七八。为方药言者，十之二三。上古之重针法如此，然针道难而方药易，病者亦乐于服药，而苦于针。所以后世方药盛行，而针法不讲……其如人之畏难就易，尽违古法，所以世之视针甚轻，而其术亦不甚行也。"方药逐渐占据了中医治法的主要地位，这是如何形成的呢？

据《汉书·艺文志》总结的方技四家，与医有关的主要是医经家和经方家，医经家为"医经者，原人血脉、经络、骨髓、阴阳、表里，以起百病之本，死生之分，而用度箴石汤火所施，调百药齐和之所宜。至齐之得，犹磁石取铁，以物相使。拙者失理，以愈为剧，以生为死。"经方家为"经方者，本草石之寒温，量疾病之浅深，假药味之滋，因气感之宜，辨五苦六辛，致水火之齐，以通闭解结，反之于平。及失其宜者，以热益热，以寒增寒，精气内伤，不见于外，是所独失也。故谚曰：有病不治，常得中医。"

透过这些文字，我们可以看出医经家则理法俱全，针药并用，尤其强调理法方针的应用，而经方家则仅体现了药物治疗的内容，理法并不系统，班固把"有病不治，常得中医"的谚语放在经方家之后，可见不无道理。医经家的重要著作《素问·异法方宜论》也有"圣人杂合以治，各得其所宜"的相关论述，可见此论并非虚语，这是东汉以前的医学格局。

到了东汉末年，仲景著述《伤寒杂病论》将医经家的理法嫁接到了经方家的方药上，使得理法方药和理法方针的体系更趋完备，相得益彰。仲景创立六经辨证的学术背景，实际上是"医经"家与"经方"家的合流。因为当时的"医经"家已经详于对阴阳理法的探求，且重视经络、针刺，其理法方针的体系可称完备。有学者认为"《灵枢经》关于腧穴的揣定、针具的选择、体位的选择、进针法、针刺的角度、方向和深度、行针手法、得气、候气、催气、守气、行气、治神与守神、针刺补泻等都有较完备的论述"，因此"在书写非常不方便的东汉末年，仲师实在没有必要再做搬家的工作"，故在针灸方面惜墨如金，描述简单，这是有其道理的。[刘桂荣，姚文轩，蔡群.从针灸学角度试论《伤寒杂病论》与《黄帝内经》的关系[J].河南中医，2017，37（4）：564]

相比较而言，"经方"家确实详于方药的实践，而在与理法的结合方面尚属缺如，因此存在着严重的学术缺憾，故班固在"经方"家后谈到了"有病不治，常得中医"这个说法。为了更好地实现"经方"家的学术传承工作，弥补这一缺憾，在当时瘟疫流行、交通不便的乱世，仲景做了理法方药的系统贯穿工作，为中医开创了划时代的格局。

但由于仲景《伤寒论》的巨大学术影响，更由于时代的变迁，种种因素，本已完备的理法方针体系却日益脱离其易用难忘和效验非常的本色，逐渐没落了。因此对于黄帝内针的学习与践行，亦是回归中医传统的一个标志，按照六经辨证的理法针药并用，甚至五术（砭石、毒药、灸焫、九针、导引按跷）并用，真正做到"杂合以治，各得其所宜"，应是未来中医发展的一个趋势。

黄帝内针为六经辨证思想指导下的理法方针，是极其珍贵的法脉，且兼具易用难忘和安全有效的特点，契合《黄帝内经》、仲景的经旨，在野生中药资源日益稀缺，中医乏人乏术的今天，其传承和推广具有极大的理论意义和实用价值。

4. 黄帝内针优化了中医的教育传承模式

按照黄帝内针的理法去实践，不仅在很短的时间内可以掌握这一针法，而且可以在实践中体会到"六经钤百病"的乐趣，训练六经辨证的思维和理路，并借由针下的效果还可以迅速验证六经辨证诊断的正确与否。不仅如此，黄帝内针还具有安全有效，且便于推广复制的特点。自2017年开始，我参加了首期真海师爷主讲的黄帝内针商业课程并担任助教，也参加了北京同有三和中医药发展基金会举办的三和公益行活动，系统经历了黄帝内针的教育传承培训工作。以在山西忻州市代县进行的三和公益行活动为例，深入培养内针学人200余名，培训学员均为当地乡村医生，经过5天的培训以及近1周的实践，大家都能学会并掌握，前来就诊的病患接踵而至。

在很多人眼中，六经辨证历来就是中医教育的难点，而针刺更是很高端的中医疗法。如何使博大精深的中医理论和技术让更多的中医学人，甚至是基层医生和普通群众熟悉、掌握，对中医的传承和发展意义重大。这也是《灵枢·九针十二原》黄帝"先立针经"的济世本怀，"余子万民，养百姓，而收其租税。余哀其不给，而属有疾病。余欲勿使被毒药，无用砭石，欲以微针通其经脉，调其血气，营其逆顺出入之会，令可传于后世。必明为之法，令终而不灭，久而不绝，易用难忘，为之经纪；异其篇章，别其表里，为之终始；令各有形，先立针经。"真海先生的教学实践和内针的临床案例都充分说明黄帝内针在一定程度上解决了可复制性的问题，且取穴都在肘膝关节以下，安全方便，便于有效推广。

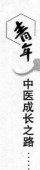

2018 年以来，我们在广西中医药大学精诚学社中也开始试点，以真海先生的传承弟子为主，面向在校学生进行黄帝内针辅助课程和读书会活动。很多中医学生很快也能掌握黄帝内针的要诀，并顺利通过考核，开始实践操作，为今后的中医学习打下坚实的基础。

■ 三、教与学相长

（一）我的教学经历

我非常有幸地从中医的传承中获取了很多东西，其中有信心，也不乏灵感和智慧。在经典学习小组中，我也感受到了分享的快乐和意义，因此参加工作以后，临床工作之余，我在教学方面也投入了一些精力。

自 2012 年 10 月广西中医药大学精诚学社成立起，我长期担任学社的指导老师，组织经典学习小组活动，并以身作则，组织和开展了 3 期《扶阳法概论》和 3 期《伤寒论》课程的教学工作；2012 年 12 月国家中医药管理局中医扶阳流派传承工作室获批成立之后，以南宁同有三和中医门诊部为依托，至 2019 年初共参与组织了 18 期同有三和中医经典课程、5 期中医扶阳法防治妇科临床基础课程、1 期中医扶阳法防治儿科临床基础课程，培训学员共计 800 余人次。2018 年末，南宁同有三和中医门诊部开展了"百日筑基——中医科进修计划"，学期 3 个月，以临床带教为主，日常答疑和疑难病例讨论为辅，开展中医扶阳法的临床进修培训，至今已带教 20 名中医师。

透过这些课程，让我在中医的理论与临床上获得了更加内化的机会，每一次讲授都是一次思想上的梳理和传承上的提升。对于中医经典方面的温习与讲解，我认为是每一个中医人全面提升的必由之路，新中国成立以来涌现出来的很多中医学家，有不少都是来自民间，但通过办学，系统讲授经典之后才真正地步入中医的学术殿堂。20 世纪末以来，邓铁涛等老一辈中医学家也提倡"读经典，做临床"，把温习经典作为中医传承工作很重要的法宝，我们何独不然？

在研究生期间，我就发愿未来要全面地把四大经典都讲解一遍，可惜后来只讲了3次《伤寒论》，但已经非常有收获。尤其是一条条地细讲，就会发现《伤寒论》中蕴藏的甚深智慧和内在联系，比如第21条："太阳病，下之后，脉促胸满者，桂枝去芍药汤主之。若微寒者，桂枝去芍药加附子汤主之。"脉促胸满是太阳病下后心阳不振之象，故在桂枝汤中去芍药，如此桂枝汤就变成了辛甘扶阳之剂，加附子则兼顾少阴的阳气。这一条既演示了桂枝汤的进退变化，但同时也可以看作是临床上的治疗次第。

在处理心系疾病时，当我们运用桂枝法解决了表面的脉证之后，为了收功巩固临床效果，往往会过渡到四逆法上，这个衔接处就是太阳与少阴作为机体气化核心的明证，也是钦安卢氏医学临证次第的一个出处。

《伤寒论》的课程只是诸多课程的一部分，中医扶阳法防治妇科、儿科疾病临床基础课程也给了我梳理妇科、儿科临床思路的机会。但对我来说，"百日筑基——中医科进修计划"其实挑战更大一些，因为与学员要朝夕相处3个月，在此期间既要指导理论的学习，还要与他们讨论具体的临床案例，讨论的问题涉及临床思路、立法立方、经典依据、各家学说等多方面的内容，大部分问题并没有现成的答案，所以我也更加体会到中医传承之路上的不容易。但这样下来，我自己的收获也很大，因为传承不只是单方面地传或者承，当传与承的对境具足了以后，教学相长，这个力量是相互作用的。

比如说仲景钦安卢氏医学特别强调"中"，这一点贯穿于临床诊疗的始终，举一个例子，不管是什么病证，在问诊的时候如果病人有脘腹胀满，那么在接下来的四诊和治疗上，我们会始终以此为重点去对待，是空腹胀满还是餐后胀满，胀满大概会持续多久，是否会自行消除……很多学生对此很有疑惑，为什么如此重视腹满这个证呢？

当然我们可以引用钦安卢氏医学中君相二火往来，化生中土的理论来解释中的重要性，但学生们肯定还会有疑惑，那么既往的经典有没有支撑呢？有的，《素问·标本病传论》里面记述了很多标本，也就是临床上应该先处理标，还是先处理本，但唯独只有两个证，一定是不管标本，需要首先去处理的，一个就是"中满"："先病而后生中满者治其标，先中满而后烦心者治其本。"另一个就是"小大不利"，"小大不利治其标"，"先小大不利而后生病者治其本"。为什么呢？也有经证，《素问·六微旨大论》云："出

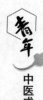
入废则神机化灭，升降息则气立孤危。故非出入，则无以生长壮老已；非升降，则无以生长化收藏。是以升降出入，无器不有。"

气机的升降出入都要靠中，没有中去枢转气机，去枢转先后天，机体的气机和先后天的流动就有停滞之危，因此不管标本，"中满"都是需要首要关注的一个证。《伤寒论》里面特别提出的"痞证""结胸""脏结"其实都有这个特点，而大小便是机体气机出入的外现，"中气不足，则溲便为之变"，其实说到底还是中的作用，"小大不利"也说明了中气的滞碍，因此成为《素问·标本病传论》中特别关注的两个证。

因此透过学生疑惑的这个"中满"问题，构建了一个从经典到临床，再从临床到经典的良性的思维模式，在这一点上我们也找到了传承上的源流，对所学的法脉更具信心和认同感了，可谓一举多得。

当然，临床带教也会使临证的时候更加注重理法方药与方针的契合，以往单纯的"进与病谋，退与心谋"就可以了，现在还需要让学生们看到法度。有点像要给别人一碗水，那你首先要有一桶水甚至一缸水的感觉。

比如说前段时间有个跟诊的学员介绍一例颈部淋巴结肿大疼痛的病人过来，我根据脉证判断属于太阳病，波及阳明少阳所致，故以桂枝法开太阳，稍加葛根、柴胡、升麻之类。数剂后淋巴结肿大明显缩小，疼痛不明显，我守原方去柴胡、升麻，再守数剂后去葛根，然后疾病痊愈。

学员问我为何要这样用，因为之前这个病人他也用过桂枝法开解太阳，取效后改用他法，病情就出现了反复。我说这个病人实际上重点在太阳，阳明少阳只是被波及而已，因此治疗的重点应该在太阳，刚开始阳明少阳病势较盛，可以兼顾，到后面我们只需要抓住太阳就可以了。这个学员觉得收获很大，很快他便遇到一个类似的病例，按照上述理法便迎刃而解。

（二）积极参与学术工作

因为深深被这些传承的法脉所吸引，所感动，所以内心里总希望为传承做点事情。因此在教学、临床工作之余，我也兼顾了一些学术工作，比如在 2013 年至 2019 初，连续担任过国家中医药管理局中医扶阳流派传承工作室主任助理，协助工作室完成了初步的建设和验收工作，个人发表相关学术论文 8 篇，协助刘力红老师指导完成硕士研究生论文 13 篇。2013 年还依托国家中医药管理局扶阳法学术流派重点研究室，参与组织研究室相关学术力量完成 2013 年重大疑难病项目——《中医扶阳防治子宫内膜异位症的技术方案》的撰写及推广实施工作。

2016 年年初，北京同有三和中医药发展基金会开启了三和书院医道传承项目，是公益性质的中医人才培养项目。命名为"医道传承"，"医"是中医，"道"是道统。项目立足于对道统的认知这个中医教育传承的关键性问题，并借鉴了和君商学院的人才培养模式和经验，充分融入传统书院的教育精神，提点启发，教学相长，旨在探索一条灵活而有依据的医道传承之路，补益体制内的中医教育，以期弘扬中医药文化，挖掘和培育中医药人才，促进中医药学术发展。

项目分为两个阶段：第一阶段同有班，为期一年，侧重于医道，重点围绕中国文化及中医的主线进行讲授和践行，培育学人的"为人之道、为学之方"。第二阶段三和班，亦为期一年，侧重于医术，重点围绕不同的门类或法脉进行讲授和学习，在同有班的基础上为学人提供一些传承的机缘。2016 年至今项目已连续举办三届，累计培养 1500 余名海内外学子，其中无论是在校学子、刚刚走上临床的医生，还是经验丰富的高年资医生，经过一年多的学习，都能有所受益，把对医道的领悟和医术的提升融入日用中，中医之路也越来越清晰，越来越宽广。

项目运营至今，我一直都全面参与了三和书院项目工作组的运营工作，倍受压力的同时也倍感自己获得了全面的成长。作为项目运营团队学术组的一员，我还担任了三和书院南宁班、西安班的班主任。这些工作看似烦琐，看似普通，但却凝聚了我在中医学习之路上获得的力量。中医肯定不能像九斤老太（鲁迅小说《风波》中的人物）说的那样，一代不如一代，必须要有人站出来，甘当人梯，为真正的人才铺路，有一点就分享一点，有多少力就使多少力。

刘力红老师曾经在一次课程上谈到慈悲与智慧的关系，每个人都想获得智慧，都想成为有智慧的人，那就必须去做与智慧相应的事，而所有事当中只有智慧与慈悲是最相应的，因此你必须慈悲，必须去做利众的事情。中医的传承也是如此，学术乃天下之公器，我们不去做，靠谁去做呢？

■ 四、未来做什么

（一）做好一名真正的中医传承者

从我因病求医开始，我和我的家人就一直全面地受益于中医，中医对我来说已经不仅仅是一个职业了，更是生命的一部分。我希望在有生之年，能够在已有的传承上走得更深更远，做一名真正的中医传承者。

2016 年 11 月我们曾拜访钦安卢氏医学传人卢崇汉先生，按照卢师爷对我们的要求，明理才算是真正的入门，需要积累 30 年踏实的临证功夫，经验 20 万的病例方能明理，如果明理之后再经过 10 年多的锤炼，才能许之为成才。因此传承者首先临床水平必须过硬，才能不负所学，其次还需要具足讲、辨、著的能力，可以把所学所得如理如法地宣讲并传递出来，影响更多的人。我对自己的要求是至少能够把《伤寒论》和《金匮要略》两部经典按照传承的理法讲解出来，如果行有余力，再兼及其他的经典。

除此之外，我还想把中医日常的养护方法和理念，尤其是自身有感受的部分做一些梳理，为大众提供一些可操作性强的规范和方法。比如因为自身的经历，我在中医的优生优育方面有所积累，并以此为基础办过 2 期优生优育课程，获得了较好的反响，未来我想在这方面研究出一些成果。如果这个想法能够顺利完成的话，我还想在养老方面多做一些探索，为中医养老事业做一点贡献。

（二）君子不器

虽然也会给自己的未来做一些固定的规划，但我更想在中医的传承之路上尽心尽力，不去做太多的设定。

回顾学医的历程，2003 年经历过非典的洗礼，中医在抗击非典的过程中发挥了至关重要的作用，国家对中医事业的关注和扶持力度也越来越大。刘力红老师的《思考中医》适逢其会，在全国范围内掀起了重视中医和中医经典的热潮，因为这个潮流的影响，全国的中医事业都洋溢着欣欣向荣的气氛。而我在不经意间就选择了广西中医学院，获得生命中重要的转机。2010 年研究生面试，我向考官们诉说有办一家融教育与临床为一体的中医机构的理想，恰好就遇到了同有三和中医机构的成立，从此行走在"为生民立性命，为往圣继绝学"的医道传承之路上。秉持着自医医人的初心，我觉得人生很难得地一直都在正确的位上，遇见了很多珍贵而奇妙的缘分。

子曰："君子不器。"不器就是不被时空所限，不为外物所拘，只是单纯地听凭初心的引导和使命的召唤而已，我愿意为此而不懈努力。

■ 五、千里之行始于足下

窃以为，青年中医应该既有年轻人的朝气，又能把这种朝气内化起来，变成一种静水流深式的沉潜与坚守，我相信只有这样的学习，才能获得相应的成长。如果按照前面卢崇汉教授的成才标准，我们现在太弱小了，或者说只是看到了传承之美，还在门里门外地徘徊。但即使是这样，并不妨碍我们在青年中医这个层面上为中医做一些事情，如果把眼光放得长远一点，中医真正是可以学一辈子的，我们至少有一辈子的成长空间。甚至我觉得青年中医的成长也没有一个固定的标准，只要你的心立在传承上面，相信它，践行它，沿此深入，进步就会自然发生的。

获得成长的关键不仅在于不能自我设限、封顶，还在于你有没有放下攀比之心。因为进步有快有慢，每个人所需的成长时间并不一致，就看你在遇到困难的时候是去检点自己，努力前行，还是打了退堂鼓。我们现在能读通多少经典呢？应该说还很少。我现在只能说借着传承的力量，对很少部分的经典条文有了一点感受，还谈不上学习，但用之于临床，用之于生活已经有了学用之乐，那么日积月累下来，相信终有一天我会明白，所以我对未来的每一天都很期待。我不是聪明人，但透过这些年的学习让我感受到，像我这样资质平凡的青年中医，也可以去选择、去相信珍贵的传承法脉，一门深入，透过传承给予的力量建立感受，有所成长，并坚定地行走在中医之路上。

如果勉强总结自己十六年中医求索之路，大概可以归纳为以下三句话吧：

1. 明师启悟，认知生命，开启中医及中国文化之门。

2. 亲近传承，依托经典，受益于珍贵法脉。

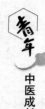

3.修身齐家，助力公益，志愿于医道传承。

信师，信传承，开启自信；医己，医众生，传承医道。

■ 六、临证病案举隅

（一）腺样体肥大

梁某，男，6岁。

初诊（2017年11月7日）：家属述患儿近1年以来因为鼻窦炎反复发作引起腺样体肥大，导致气道堵塞，夜间打呼噜，张口呼吸，并发中耳炎。经广西医科大学第一附属医院检查发现鼻腔通气功能异常，建议行手术治疗。

刻下：夜间睡眠打呼噜，鼻略塞，纳欠佳，寐一般，大便少、偏硬。舌质红有芒刺如草莓，苔白，双脉微微紧，两寸滞。既往有鼻窦炎、川崎病病史。

处方：

桂枝 8g	苍术 8g	紫菀 8g	石菖蒲 10g
陈皮 8g	法半夏 10g	茯苓 8g	南山楂 10g
杏仁 8g	浙贝母 8g	桔梗 8g	苍耳子 8g
炒辛夷花 8g	炙甘草 3g	生姜 8g	

7剂，日1剂，水煎内服。

二诊（2017年11月14日）：服上药后诸症变化不著，夜间呼吸声粗，纳一般，大便调，汗味大，舌暗红苔白，肺脉滞。原方去桂枝加黄芩 8g。7剂，日1剂，水煎内服。

三诊（2017年11月21日）：服上药后诸症平稳，舌暗红苔白，肺脉滞。原方加桂枝 8g，苏子 8g，木蝴蝶 8g。7剂，日1剂，水煎内服。

四诊（2017年12月2日）：服上药后诸症平稳，舌暗红苔白，肺脉滞。原方去桂枝加苏子 8g，瓜蒌皮 8g。7剂，日1剂，水煎内服。

五诊（2017年12月9日）：经广西医科大学第一附属医院检查发现鼻腔通气功能已恢复正常，纳欠佳。舌暗红苔白，肺脉滞。原方去桔梗加白蔻仁 8g。14 剂，日 1 剂，水煎内服。

六诊（2018 年 1 月 3 日）：略有咳嗽，鼻塞，大便 2 天一行，先硬后溏，舌暗红苔白，两寸滞。原方加瓜蒌壳 8g。7 剂，日 1 剂，水煎内服。

七诊（2018 年 1 月 17 日）：咳嗽已除，夜间呼噜明显缓解，两耳通气功能正常，大便 2 日一行。舌有草莓舌象，两寸滞，原方去桔梗加瓜蒌 8g，薤白 8g。7 剂，日 1 剂，水煎内服。

按：《伤寒论》第 12 条讲"太阳中风，阳浮而阴弱，阳浮者，热自发，阴弱者，汗自出，啬啬恶寒，淅淅恶风，翕翕发热，鼻鸣干呕者，桂枝汤主之。"太阳主表，肺亦主表，太阳表证不解，肺气闭郁，鼻为肺之窍，因此出现鼻鸣之证。

该患儿太阳表证长期不解，肺气闭郁，引起鼻塞流涕；气道不畅，导致张口呼吸；表气闭郁，影响胃肠通降功能，故纳差、便秘；表闭而心肺气机不畅，有郁热之象，故舌质红有芒刺如草莓，两寸脉滞；仍属表证，故脉紧。

因此治疗上采用钦安卢氏医学所授疏导肺络之法，紫菀配伍石菖蒲，伍以杏仁、浙贝母、桔梗、苏子、瓜蒌壳之类疏导肺络；桂枝尖配伍炙甘草、生姜辛甘化阳，开解太阳；苍术、陈皮、法半夏、茯苓、南山楂化中焦之滞，助桂枝尖调和营卫；苍耳子、辛夷花开肺窍之闭；黄芩、木蝴蝶清肺燥，解肺热；白蔻仁开胃纳食；瓜蒌壳、薤白疏理心脉，经言："心肺有疾，鼻为之不利也。"上药共奏疏导肺络、解表开闭之功，灵活加减，共奏良效。

临床所见腺样体肥大大多属于此类，大约治疗 2～3 个月，皆能取效。

（二）多囊卵巢综合征

姚某，女，30 岁。

初诊（2018 年 1 月 6 日）：发现月经量少一年，行经期之前为 5～7 天，现在 3 天即净，经期常推迟，本次月经推迟两个月未至。纳一般，口苦，进食较少，常腹胀，无打嗝反酸，二便调，睡眠尚可，近 1 个月反复咳嗽，晨起有痰。2～3 年以来体型偏胖，已确诊多囊卵巢综合征、脂肪肝。舌质淡红，苔薄白，肺脉滞，心脉滞。

处方：

紫菀 15g	苍术 15g	石菖蒲 20g	陈皮 15g
法半夏 20g	茯苓 15g	南山楂 20g	杏仁 15g
浙贝母 15g	桔梗 15g	苏子 15g	炙甘草 5g
生姜 15g			

7 剂，日 1 剂，水煎内服。

按：依照临床次第，诸证当先解表，咳嗽的问题为新病，应先疏导肺络。

二诊（2018 年 2 月 10 日）：连续复诊 2 次后咳嗽已愈，月经仍未至，小腹胀痛 1 周，咽喉不适，晨起有干呕，纳尚可，大便 2 天一行。舌质淡暗苔薄白，脾胃脉滞。

处方：

桂枝 15g	苍术 15g	青皮 15g	法半夏 20g
茯苓 15g	南山楂 20g	炒小茴香 20g	制香附 15g
当归 15g	川芎 15g	炙甘草 5g	生姜 30g

7 剂，日 1 剂，水煎内服。

按：咳嗽愈后先解决月经稀发的问题，以桂枝法温通经脉，畅达经血。

三诊（2018 年 3 月 25 日）：连续复诊 2 次后今早来月经，量不多，小腹胀，纳尚可，晨 5～6 点就醒，二便调。舌质淡暗苔薄白，肝脾脉滞。

处方：

桂枝 15g	苍术 15g	陈皮 15g	法半夏 20g
茯苓 15g	南山楂 20g	白豆蔻 15g	五灵脂 15g
高良姜 15g	制香附 15g	炙甘草 5g	生姜 30g

14 剂，日 1 剂，水煎内服。经期加生蒲黄 15g，官桂 15g。

四诊（2018 年 4 月 8 日）：3 月 25 日月经至，4 天干净，不痛，量较前多，小腹冷且胀满，纳尚可，大便 2 天一行，偏硬。舌质淡红苔薄白，边有齿痕。脉沉，左关滞。

处方：

党参 30g	白术 15g	黄芪 35g	西砂仁 15g
肉桂 15g	茯苓 15g	淫羊藿 20g	菟丝子 20g

陈皮 15g　　　　炙甘草 5g　　　　干姜 20g

14 剂，日 1 剂，水煎内服。

按：经行后参入益气填精之法，维护正常的天癸-冲任-胞宫生殖轴运转。

十六诊（2018 年 11 月 3 日）：其间连续复诊 11 次，至服上药后月经推迟一周经期来潮，月经 2 天干净。近几天又开始掉头发，仍有头晕，经期腹部凉，痛经，纳尚可，寐尚可，大便 2 日一行。11 月 2 日复查已经发现卵巢多囊改变与脂肪肝已消失，舌质淡暗苔薄白，脉沉，肺脉滞。

处方一：

桂枝 15g	苍术 15g	陈皮 15g	西砂仁 15g
白蔻仁 15g	法半夏 20g	朱茯神 15g	南山楂 20g
陈皮 15g	五灵脂 15g	木香 15g	制香附 15g
炙甘草 5g	生姜 30g		

7 剂，日 1 剂，水煎内服。

处方二：

党参 20g	白术 15g	黄芪 35g	西砂仁 15g
肉桂 15g	当归 15g	淫羊藿 20g	巴戟天 20g
陈皮 15g	炙甘草 5g	干姜 20g	

7 剂，日 1 剂，水煎内服。

按：经过半年多的系统调整，身体的生化功能已基本恢复正常。

十七诊（2019 年 3 月 9 日）：1 月底咳嗽至今未愈，晨起明显，干咳无痰，闻到异味就容易咳嗽。本次来月经有血块，痛经，月经时间尚准时。月经前面色发黄，清晨 5～6 点容易醒。较初诊时已减重 20 余斤，头发恢复正常密度和长度，皮肤变好，目前正在备孕阶段。舌质淡暗苔薄白，脉沉，两寸滞。

处方一：

紫菀 15g	苍术 15g	石菖蒲 20g	陈皮 15g
法半夏 20g	茯苓 15g	南山楂 20g	杏仁 15g
浙贝母 15g	桔梗 15g	苏子 15g	木蝴蝶 20g
苍耳子 15g	炙甘草 5g	生姜 15g	

7剂，日1剂，水煎内服。

处方二：

党参20g	白术15g	黄芪35g	西砂仁15g
当归15g	茯苓15g	淫羊藿20g	巴戟天20g
杜仲20g	炙甘草5g	干姜20g	

7剂，日1剂，水煎内服。

按：冲任不调是妇科疾病的基本病机，一者脾肾先后天不足，精气亏损，天癸不至，太冲脉不盛；二者任脉不通，寒湿阻滞，胞脉瘀阻。一般的妇科疾病只是病其一端，治之较易，但多囊卵巢综合征是两端皆病，故治之不易，故月经不能按时来潮，卵泡发育不良而无子。

冲任二脉皆交会于手足太阴经，故统于太阴，是维护天癸－冲任－胞宫生殖轴正常运行的关键，而太阴中土不能畅旺，不仅会引起冲任失调之证，还会影响运化，造成肥胖敦阜之疾。

因此，治疗上采用钦安卢氏医学所授理法，先疏导肺络解决新病咳嗽，再按照临床脉证予以温通和温补，经期或者经前主要以桂枝法温通经脉，辅以二陈、南山楂、五灵脂、西砂仁、白蔻仁、良姜等，稍佐当归、川芎行血，使中土无滞，经水畅达，解决在标之瘀滞；经后主要以益气填精之法温补脾肾，使先后天稳固，精气充沛，周流于天癸－冲任－胞宫，为治本之法。如此标本兼治，机体的生化功能逐渐恢复，自然会收到良效。

临床所见多囊卵巢综合征大约需要治疗半年以上，卵巢多囊改变就会消失，但仍需要继续治疗，方能自然怀孕，这应该是形气有别，形体虽复但功能未复所致。

（三）发热待查

柯某，女，41岁。

初诊（2019年4月20日）：2019年3月2日至来诊当日都发烧，一般体温度在38～39℃波动，夜间加重，反复发作，在广东省中医院住院9天，仍未明确诊断，初步考虑是基因病。既往也曾不明原因发烧8个月，经用多种抗生素直至升级到万古霉素亦未降，后用中药调理3个月恢复。每次发烧时呼吸气紧，讲话后更明显，四肢酸胀疼痛。食欲欠佳，上腹部偶有隐痛，恶风寒，二便调。舌边尖红苔白腻罩黄，脉浮紧。

处方：

桂枝尖 20g	苍术 15g	白芷 15g	石菖蒲 20g
陈皮 15g	法半夏 20g	朱茯神 15g	南山楂 20g
炒小茴香 20g	松节 15g	炙甘草 5g	生姜 50g

6 剂，日 1 剂，水煎内服。

二诊（2019 年 4 月 26 日）：服上药 3 剂后烧已退，略咳嗽有痰，鼻流清涕，肢体仍有酸楚感，纳寐尚可，二便调。舌边尖红苔白，双寸脉紧。

处方：

桂枝尖 15g	苍术 15g	白芷 15g	石菖蒲 20g
陈皮 15g	法半夏 20g	朱茯神 15g	南山楂 20g
松节 15g	炙甘草 5g	生姜 30g	

10 剂，日 1 剂，水煎内服。

三诊（2019 年 5 月 8 日）：服上药诸症平稳，纳寐尚可，二便调。舌边尖红苔白，双脉紧。

处方：

白顺片 60g（先煎 2 小时）	桂枝尖 20g	苍术 15g
白芷 15g	石菖蒲 20g	陈皮 15g	法半夏 20g
朱茯神 15g	南山楂 20g	松节 15g	炙甘草 5g
生姜 50g		

10 剂，日 1 剂，水煎内服。

四诊（2019 年 5 月 24 日）：天气变化或者受寒后会再次引起发烧，上周开会时不慎受凉后又开始发烧，但温度不高，3 天后烧退，夜间汗多。刻下：咳嗽咽痛，有痰，可以咳出，色白如泡沫状，吃上次药后上腹部胀，餐后缓解，白天外界吵闹时听力会下降，纳一般，口干口苦，小便黄，量少，睡眠尚可。舌质淡暗苔薄白，脉浮紧略数。

处方：

桂枝尖 20g	苍术 15g	白芷 15g	石菖蒲 20g
陈皮 15g	法半夏 20g	朱茯神 15g	南山楂 20g
炙甘草 5g	生姜 50g		

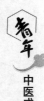

14 剂，日 1 剂，水煎内服。

五诊（2019 年 6 月 14 日）：连续 4 周未再发烧，双侧膝、踝关节疼痛，下蹲困难，夜间明显，偶有咳嗽，开空调时略有气紧，舌质暗红苔白腻，脉沉紧。

处方一：

桂枝尖 20g	苍术 15g	白芷 15g	石菖蒲 20g
陈皮 15g	法半夏 20g	朱茯神 15g	南山楂 20g
炙甘草 5g	生姜 50g		

3 剂，日 1 剂，水煎内服。

处方二：

桂枝尖 30g	苍术 15g	炒小茴香 20g	松节 15g
石楠藤 30g	茯苓 15g	川木瓜 20g	刺五加皮 15g
威灵仙 15g	炙甘草 5g	生姜 50g	

10 剂，日 1 剂，水煎内服。

六诊（2019 年 7 月 12 日）：5 月 20 日至来诊时未再发烧，7 月 8 日感觉口角有向右歪斜感，不影响讲话，四肢疼痛，小关节更明显，胀痛为主，余症平。舌质暗红苔白腻，脉沉紧。

处方一：

桂枝尖 30g	苍术 15g	炒小茴香 20g	松节 15g
石楠藤 30g	茯苓 15g	川木瓜 20g	刺五加皮 15g
威灵仙 15g	羌活 15g	炙甘草 5g	生姜 50g

7 剂，日 1 剂，水煎内服。

处方二：

白顺片 75g（先煎 2 小时）		桂枝尖 30g	苍术 15g
炒小茴香 20g	松节 15g	石楠藤 30g	茯苓 15g
川木瓜 20g	刺五加皮 15g	威灵仙 20g	炙甘草 5g
生姜 60g			

7 剂，日 1 剂，水煎内服。

按：《伤寒论》太阳病提纲条文为："太阳之为病，脉浮，头项强痛而恶寒。"本案中患者四肢酸楚疼痛、呼吸气紧、恶风寒、脉浮紧均为太阳伤寒表闭之脉证，但表闭失治日久，以"足太阳膀胱经主筋所生病"，故皮毛之寒邪已入侵于筋骨，以太阳与少阴相表里，必然波及少阴，已非单纯的太阳表证。而治疗却不能离开太阳，因此在以桂枝法配伍白芷、石菖蒲开解太阳的同时，辅以炒小茴香、松节通利筋骨，待太阳开机渐复，未再发烧，更根据脉证以桂枝法、四逆法配伍炒小茴香、松节、石楠藤、木瓜、威灵仙、刺五加皮等药物温太阳少阴，透达筋骨，捣其巢穴，以杜绝后患，预防复发。

（四）中风后遗症

罗某，男，46 岁。

初诊（2018 年 4 月 8 日）：2008 年发现血压高，一般在 160/100mmHg 左右，服用尼福达（硝苯地平缓释片）后头晕脸红，之后未再规律服药。2017 年 12 月检查血压 170/100mmHg 左右，未做处理。2018 年 1 月突发脑干出血，经过抢救后脱离危险，之后行康复及普通针灸治疗 40 余天。目前言语尚欠流利，左侧肢体活动尚可，但感觉麻木，头晕，头部沉重，晨起清醒，过后便昏沉，中午需休息后才觉清醒。血压仍控制不稳，一般在 170/100mmHg 左右。纳尚可，寐欠佳，二便调。既往有鼻炎，经常鼻塞严重，流鼻涕。因为小孩有自闭倾向而精神紧张。舌质淡红苔白，脉劲、滑（脉劲是钦安卢氏独特的脉象描述，意为脉象强硬有力）。

处方：

制白附子 45g（先煎 2 小时）	苍术 15g	石菖蒲 20g
陈皮 15g	法半夏 20g	朱茯神 15g	南山楂 20g
制南星 15g	天麻 15g	生龙牡各 30g	苍耳子 15g
炙甘草 5g	生姜 40g		

7 剂，日 1 剂，水煎内服。

二诊（2018 年 4 月 14 日）：手麻症状减轻，仍头重。脉浮紧，舌质淡红苔白。血压 150/93mmHg。

处方：

葛根 25g	桂枝 15g	苍术 15g	白芷 15g
石菖蒲 20g	法半夏 20g	陈皮 15g	天麻 15g

石决明 30g　　　炙甘草 5g　　　生姜 30g

6 剂，日 1 剂，水煎内服。

三诊（2018 年 4 月 22 日）：手麻减轻，头晕头重，目眩，颈项累。脉弦。舌质淡暗，边有齿痕，苔白。

处方：

柴胡 18g　　　黄芩 15g　　　苍术 15g　　　法半夏 20g

南山楂 20g　　　沙参 15g　　　石决明 30g　　　决明子 15g

天麻 15g　　　谷精珠 15g　　　炙甘草 5g　　　生姜 15g

红枣 15g

7 剂，日 1 剂，水煎内服。

四诊（2018 年 4 月 28 日）：服上药后头晕头重明显缓解，手足麻木进展不大，眼困，颈项累。舌质暗红苔薄白，脉弦，右脉劲。

处方：

柴胡 24g　　　黄芩 15g　　　法半夏 20g　　　党参 15g

石决明 30g　　　决明子 15g　　　天麻 15g　　　钩藤 15g

白僵蚕 15g　　　炙甘草 5g　　　生姜 15g　　　红枣 15g

7 剂，日 1 剂，水煎内服。

五诊（2018 年 5 月 23 日）：连续复诊 2 次后诸症明显缓解，血压平稳，但停药后血压升高至 162/97mmHg 左右，左侧手足麻木，头有点晕。脉滑，左关弦。

处方：

制白附子 60g（先煎 2 小时）　　　苍术 15g　　　石菖蒲 20g

天麻 15g　　　白僵蚕 15g　　　朱茯神 15g　　　法半夏 20g

陈皮 15g　　　南山楂 20g　　　石决明 30g　　　柴胡 15g

炙甘草 5g　　　生姜 50g

7 剂，日 1 剂，水煎内服。

六诊（2018 年 6 月 1 日）：头已不晕，头皮偶有发麻，手脚仍有麻木，血压早上高至 160/101mmHg，纳尚可，寐尚可，鼻塞。舌质暗淡，苔薄白，脉浮紧，左脉弦。

处方一：

桂枝 15g	苍术 15g	白芷 15g	石菖蒲 20g
朱茯神 15g	法半夏 20g	陈皮 15g	南山楂 20g
炙甘草 5g	生姜 30g		

2 剂，日 1 剂，水煎内服。

处方二：

制白附子 60g（先煎 2 小时）	苍术 15g	石菖蒲 20g
朱茯神 15g	法半夏 20g	陈皮 15g
天麻 15g	制南星 15g	白僵蚕 15g
瓜蒌壳 15g	薤白 15g	丹参 20g
生姜 50g		

（南山楂 20g、石决明 30g、炙甘草 5g）

5 剂，日 1 剂，水煎内服。

目前血压稳定在 127 ～ 135/80 ～ 90mmHg，余症基本消除。

按： 患者为中风后遗症，肢麻、头晕、昏沉、言謇，脉劲而滑，均属于痰浊风动之象。故一诊以钦安卢氏医学常用之制白附子，配伍石菖蒲、二陈、制南星等豁痰泄浊，开窍醒神，辅以生龙牡、天麻平肝息风。二诊据脉证以桂枝法开解太阳，略有进展。三诊确认其头晕、目眩、颈项强且脉弦，属于少阳病情，故连续以小柴胡汤原方，参以天麻、钩藤、僵蚕之类平肝息风而获效，故眩晕肢麻大减，待少阳证罢，再以豁痰泄浊之法而收功。可见临证贵在察机，按照次第相机而用，不能困守在一定的套路中。

（五）胰腺癌

凌某，男，65 岁。

初诊（2017 年 6 月 15 日）：去年 11 月因糖尿病住院，2017 年 1 月后食欲欠佳，之后体重继续下降。近 1 个月以来消瘦 30 余斤，自觉头晕，纳欠佳，有点恶心，有口气，一餐一小碗饭，近一周胃脘胀，大便日行 2 ～ 3 次，色不黑，睡眠欠佳，难入睡。舌质淡暗有紫气，苔白。右脉大，右关实，左脉关滞。西医检查发现胰头占位，诊断为胰腺癌（患者拒绝穿刺活检），并判定寿命不超过 3 个月。

处方：

藿香 15g	苍术 15g	西砂仁 15g	白蔻仁 15g
南山楂 20g	陈皮 15g	法半夏 20g	茯苓 15g
炙甘草 5g	生姜 30g		

3 剂，日 1 剂，水煎内服。

二诊（2017 年 6 月 18 日，同门吴心立医师）：原方去藿香，加桂枝 15g，元胡 15g，郁金 15g，枳壳 15g，木香 15g，茵陈 15g。7 剂，日 1 剂，水煎内服。

三诊（2017 年 6 月 28 日，同门罗远势医师）：原方加丹参 20g，茵陈 15g，郁金 15g。5 剂，日 1 剂，水煎内服。

按：按照临床次第，宜先开中纳食，使中气得运，后天有化源，则病情不败。

四诊（2017 年 7 月 4 日）：纳欠佳，每天可食 3～4 两米饭，时有反复，有点胃胀，经常头晕，舌质淡苔薄白，饮水较少，寐较前好，脉沉滞。血压低，刻下 113/73mmHg，有时高压低至 89～90mmHg。

处方：

炙升麻 15g	生白术 15g	黄芪 30g	党参 25g
西砂仁 15g	白蔻仁 15g	淫羊藿 20g	陈皮 15g
菟丝子 20g	朱茯神 15g	炙甘草 6g	生姜 30g

4 剂，日 1 剂，水煎内服。

按：中气得运，再以益气填精之法稳固先后二天，使病情渐趋稳定。

五诊（2017 年 7 月 8 日）：服上药后食欲基本恢复，纳较前好，胃胀减少，近几日头晕未见，血压低，寐尚可。二便调。舌质淡红，苔薄白。脉大。予 7 月 4 日方加巴戟天 20g，20 剂，日 1 剂，水煎内服。

六诊（2017 年 8 月 10 日）：服上药后诸症平稳，纳一般，胃口较前有所反复，无明显胃胀胃痛，偶有头晕，血压低，90/57mmHg，寐尚可。体力尚可。脉沉弱，舌淡暗苔白，口水多。

处方：

白顺片（先煎 2 小时）60g		生白术 15g	西砂仁 15g
陈皮 15g	黄芪 35g	党参 30g	灵芝 20g

淫羊藿 20g　　　巴戟天 20g　　　菟丝子 20g　　　朱茯神 15g

炙甘草 5g　　　干姜 50g

14 剂，日 1 剂，水煎内服。

按：四逆益气填精之法，可稳固先后二天，促进康复，预防复发。

连续复诊至 2018 年 11 月 23 日，体重恢复如病前，偶有痰中带血丝，量不多，颜色黑，纳寐尚好，二便调。血糖偏高。舌质淡暗，舌体偏胖，苔白。左脉沉，右脉沉滞。

处方：

白顺片（先煎 2 小时）60g　　生白术 15g　　　西砂仁 15g

党参 30g　　　黄芪 35g　　　生晒参 10g　　　灵芝 20g

陈皮 15g　　　淫羊藿 20g　　　黄精 30g　　　菟丝子 20g

炒益智仁 20g　　三七 10g　　　炙甘草 6g　　　干姜 50g

10 剂，日 1 剂，水煎内服。

目前患者病情稳定，仍在连续服药中。

按：患者为胰腺癌，已错过手术治疗机会，故寻求中医治疗。初始纳差胃胀、恶心消瘦，头晕寐差，右关实，左关滞，先后二天不固，尤其后天之本受损，仓廪之官和谏议之官失其守位。一者运化失职，精气不能充养于身；二者谏议失司，肿瘤病势发展迅速。故先以开中之法开中纳食，醒脾括胃，有幸连续三诊守法续进，中气得运。之后转以补中益气之法，逐渐辅以填精之药物，最后以四逆法益气填精，稳固先后二天而收功。其中白顺片为坎宫立极；党参、黄芪甘温益气，协助炙甘草稳固中宫；生晒参协同灵芝为离宫立极；巴戟、菟丝、黄精填精，使精气充沛周流于身，则正气得养，病势得缓，幸得挽回。

卷三

左乔建：做一个讲理的中医

左乔建简介

左乔建，1983年生，云南省陆良县人，主治医师，现工作于北京同有三和福泰中医诊所。

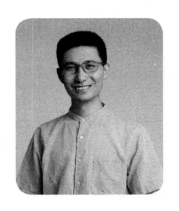

2004年9月至2009年7月就读于广西中医学院（现广西中医药大学）。入校后因《思考中医》了解刘力红老师，后多次参加刘力红老师的课程及讲座。2005年又因刘力红老师得识李可老中医、仲景钦安卢氏医学传人卢崇汉教授、长衫先生李里等前辈。通过参加他们的学术讲座，深受启发，立志做一名"铁杆中医"。从此在刘力红老师的引导下学习《伤寒论》《黄帝内经》《郑钦安医学全书》等各家学说以及传统文化。中医的学习在于学以致用，从大三开始给家人及亲戚朋友治病，疗效显著，信心大增，更加专心于经典及各家学说的学习，大学毕业时已在家乡小有医名。

2009年7月信心满满走向了工作岗位，到了广东阳春市人民医院中医科工作，因为有了前面三年的临床经历，工作上从容了很多。考取执业医师证后因有一定的门诊量被安排单独出门诊，一年后门庭若市，日门诊40余人。往后求诊者也日益增多，遍及粤港澳大湾区，日诊五六十人。但门诊量越多，解决不掉的问题也随之增多。要解决问题就靠晚上读书，但也有诸多困惑难于解决，此时同有三和开始办中医经典课程培训，由刘力红老师主讲并临床带教，我每年都到同有三和复训。在刘老师的带领下，迈过了诸多的障碍，对经典认识也不断的深入，对仲景钦安卢氏医学的感受也越来越深，临床的局面也拓宽了。就这样一边大量临床，一边读书学习，转眼八年过去，累计看诊10余万人次，在当地及珠三角一带也小有医名。

2017年3月跟随杨真海师父学习黄帝内针，当年10月在刘老师的指引下加入了同有三和，坐诊于北京同有三和福泰中医诊所。同时结缘杨海鹰老师，走上了生命实修的道路，对中医和生命实相的认识开启了新局面。至此开馆已近两年半，现日门诊40人次左右，临床上针药并用。在此期间临床带教两期书院毕业生，共8人。

■ 写在前面

到 2020 年，刚好大学毕业十年，从事中医临床工作整十年，时间如白驹过隙，瞬间而过。十年磨一剑，中医人的十年能磨成啥样呢？如果说没有什么成就，成为一号难求的青年中医也已经有五六年的时间，病人遍及广东省各市县尤其是珠三角地区，香港、澳门的病人也很多，治愈的各种疾病小到感冒大到肿瘤，不可胜数。如果说有些成就，也有很多困惑，有能治的，也有治不了的，任重而道远。其实对于中医来说，十年时间又能算得了什么？下面，我想写一写在中医上自己是怎么立住的，这一路是怎么感受中医的吧！

■ 一、大学中医启蒙阶段

（一）初步建立对中医的信心——自己生病、给母亲治病、听李可老和卢崇汉师讲座、看中医大家书

高考时我没有考上自己理想的专业，转而来学医。因为我是文科生，想学医就只能是学中医，当时不知道中医是什么，记得班主任说："你就去试试吧！总要有第一个吃螃蟹的人。"就这样我进了广西中医学院，后来发现不了解中医是什么竟然是中医学院学子中的普遍现象。度过了刚到学校的新鲜感之后，随着学习的深入，尤其是阴阳五行理论的出现，开始觉得中医太落后，甚至一无是处。学之前不知道，学了以后更不知道，除了迷糊之外还是迷糊。

广西的气候很湿热，很多北方人难以适应，我虽然出生在南方，但还是觉得家乡云南曲靖的气候跟南宁比实在是舒服太多了。原本身体瘦弱的我到了南宁很难适应，感觉一天 24 小时都在出汗，整天昏昏欲睡，食欲不振，乏力，不习惯晚上要开着风扇睡觉，总觉得有风，不吹又全身是汗，没有办法入睡，真是左右为难。食欲不好总想找一些辣的、香燥的东西来吃，我的脾胃虚弱，加上南宁的湿，成了湿困脾，头重如裹，身体重着（后来自己才懂这些中医道理）。

一连吃了 2 个多月的辛燥之物，问题来了，一天午休起床后发现牙龈出血，连着好几天都满嘴是血，大便变干，大便时也出血。原本在云南就有慢性咽炎，经常犯咽痛，特别是秋冬季，咽喉必痛，就靠长期服用清火桅麦片度过。这时咽痛也发作了，不得不看医生。专家楼就在学校大门口的左边，挂了专家号，看了一个多月，换了三四位老专家，都说我是热，说广西跟云南不一样，这里很热，我适应不了上火了，得多喝凉茶，开的药都是金银花、蒲公英、沙参、连翘之类。吃了一个多月，上腹部出现了隐隐作疼，食欲更差，大便稀，大便时腹部隐痛，其他症状仍在，不知道是什么原因。

室友说："要不你找刘力红老师看一下吧，他很厉害，跟其他医生不一样。"不得已我又去排队挂了刘力红老师的号，刘老师给开了一周的药，第一味药就是桂枝，后面就是苍术、陈皮、法半夏、木香，吃了七天，虽未能痊愈，但是好了很多，上腹部不痛了，牙龈出血改善了，就是咽喉还是疼痛。再去挂号，但是连续排队、打电话预约都抢不到号，这也是我大学期间唯一一次请刘老师看病的经历。为什么各位老师给我开的处方如此的截然不同，带着满满的疑问和好奇，我跟室友探讨原因何在。室友说我前面看的老师是温病教研室的，刘力红老师是搞伤寒的，他们的思维不同所以他们开的药不一样，我听着有理，但是心中并不信服。

后来，国医大师邓铁涛老亲自题词为"中医脊梁"的李可老先生被刘老师请到了广西中医学院做了讲座，座位上、台阶上、地板上坐的都是人。因为当时什么都不懂，一晚听下来只感受到掌声不断，仿佛中医人的自信在李老的身上找到了，我也跟着兴奋了一个晚上。李老讲了心衰的病人在他手上起死回生，高血压心肌肥大的病人服用中药后肥大的心脏缩小了，等等。而我的感受是中医真了不起，西医治不了的中医都能治！从那时开始我不再用异样的眼光看待中医。回阳救逆、培元固本等术语开始出现在自己的脑海里。

一晃要到寒假了，临回家前我到图书馆借了几本书，书名已经记不起来了。回到家后得知母亲感冒咳嗽两周，已经打针吃药了，未见好转，有加重的趋势。父亲说："你都学医啦，给你妈开点药吧！"我随声一应："我才学了半年哪会开药啊！再去打几天点滴吧！"但说归说，看着老妈咳得那么难受，还是问了一下症状，鼻塞、流涕、头痛、胸闷、有痰、特别怕冷，无发热，因为是冬天，无汗出，苔白，食欲还行，大小便正常，因为自己不懂脉，我就没有摸。然后把自己从图书馆借的书拿出来翻，一本本翻过去了，都没有找到一个合适的方，终于在最后一本的最后几页找到了一个方，看着跟老妈的症状相似，照原方抄了下来，到药店捡了三付药。惊喜出现了，母亲吃了两付就好了，不咳了，剩下一付就不吃了。老爸说"学得不错不错"，见人就说我治好了我妈的咳嗽！我自己却一头雾水！后来我才知道那个方叫小青龙汤，我照猫画虎地做了一个简单的方证对应。这一次经验，我改变了对中医的看法，认为中医还是挺有用的，但是我学习的路还很长。

不算教材，我买的第一本中医书就是刘力红老师的《思考中医》，当时在校园里传得很火，前半部分还能凑合看明白，后半部分就读不懂了。当时校园里面还流行看《名老中医之路》，我也看到了岳美中、任应秋等名老中医的学习中医之路和他们的治学经验。也看了蒲辅周老先生的经验集，老先生认为，学无止境，学习必须持之以恒。中医的理论深奥而广博，没有坚韧不拔的毅力和活到老、学到老的恒心，是不易掌握的。他对于每一部中医文献，无论篇幅大小，都坚持逐章逐节、逐字逐句地细读，而且反复地读。蒲老说，每读一遍，皆有新的启发，只有细细琢磨，才能举一反三。病有万端，药有万变，只有刻苦学习，才能把病看好。看到了各位老前辈的谆谆教导，跟我见李可老中医的感觉是一样的，感受到了他们高尚的人品和精湛的医术，但是他们个个都是白发苍苍，毛头小子的我想一想自己要到他们这个时候才能有所作为，心中对中医这条路禁不住望而生畏。

2005年，非常珍贵的中医法脉之一——仲景钦安卢氏医学的传人卢崇汉先生到了广西中医学院做学术讲座，据说这也是卢师第一次外出讲学。带着对"火神派"和"卢火神"十足的好奇心，我早早就去占了座位（等了两个多小时）。卢师说一口四川话，对于我这个云南人来说显得很亲切，容易听懂。当时他所讲的内容不能一一记起来，但我永远忘不了的是卢师的习医经过和行医过程。他讲到自己十六七岁开始行医，每天看七八十位病人，并且疗效还很好，就我这个年龄时已有"小火神"的医名，以及他到了江苏新医学院学习并且在校行医的一些经过，这些都深深地打动了我。

我想，中医不应该是今天这个局面，中医不是要到老了才能看病，卢师的中医之路给出了证明，年轻的中医也能行。

此外，卢师还讲了中医院校毕业的学生应该是很抢手的，怎么会找不到工作？就是按中国现在缺医少药的环境下配备中医生，现今中医院校培养出来的学生数量也是远远不够的。我很相信卢师所讲的这一番话。卢师还算了一个账，每个医生每天看40位病人，每位病人5付中药，一个月上20天班，一个月就开4000付中药，一付药20元，一年一个医生就开96万的中药。按当时13亿人配备中医，2万人配一个中医，就需要65000个中医师；按一年一人开100万的中药，一年就开了650亿的中药；这些中药又要农民来种植，中国是农业大国，人口众多，这样一来就解决了农民的工作和经济问题。如果中医走出国门，那将给中国带来多少外汇，中医在经济上的潜力也不可小视。

通过李老、卢火神的学术讲座，让我更清晰地认识到了什么是中医，中医能有什么样的作为，很多西医解决不了的，中医都能解决，中医是很了不起的一门医学，他们的演讲让我对中医有了更多认识，信心倍增。

心中有了更多的信，就要放手去做。我开始搜寻各位老师提到的书籍，打听中医界的各位高手。从《邓铁涛寄语青年中医》中，更清晰地了解到了中医的现状。平生第一次看到了"铁杆中医"这个词，当时觉得很别扭，为什么要称"铁杆中医"？当时还不能理解。21世纪是中医腾飞的世纪，邓老呼吁要有一大批有真才实学的青年中医做振兴中医的先锋，这些先锋对中医学要有执着的爱！邓老的一番话也激起了我对中医的热情，心中想着自己也要成为一名"铁杆中医"，为振兴中医而出力，心中担当中医的星星之火慢慢被点燃了。

学习中医注定离不开对阴阳五行的学习，经过几场学术讲座的启发和激励后，我开始寻找对阴阳五行的感受。课本上对阴阳五行的讲解对我来说非常的抽象，不太容易直觉感受。看了《郑钦安医学全书》后，文中对阴阳的描述更加的生活化，更实在，能让人真实地感受到什么是阳虚，什么是阴虚，以及阴阳之间的关系，也不自觉地把自己放进去思考，我发现自己也属于阳虚体质。看了《郑钦安医学全书》上对阳虚和阴虚的具体描述后，放到自己身上来辨证，我确定自己是阳虚的范畴，并且是上热下寒，用药思路应该是温化下元，引火归原。

同时，一鼓作气，我也看了祝味菊、吴佩衡、范中林、徐小浦等各位中医高手的书籍，体会他们的思想。他们每一位都是临床大家，是在阴阳的层面来辨证，真正弄清楚了阴阳的关系，所以在临床上，用药上就会呈现出不一样的特点，用药偏辛温，有扶阳派的特点。当时自己为什么会选择了这些前辈的著作？因为他们临床疗效显著，尤其在理上能够说通，能够圆融，并且在用上跟理上是一致的，无论是小病还是大病，理上一以贯之。

在初步弄清楚了道理后我就开始给自己调理。当时因为没有次第性等更深刻的认识，只知道自己是阳虚，所以一开始就用上了附子，用了四逆汤，用了祝味菊的温潜法。考虑到附子大毒，自己也很害怕，怎么办？那就从 15g 用起，把绿豆生甘草蜜糖水准备好，一边治疗自己的问题，一边也是在尝试中药，特别是想感受下附子，万一中毒了究竟会给人体带来什么感受。附子从 15g 开始，慢慢地加到了 150g，用药时我保证附子的煎煮时间，服用后并没有什么不舒服，经过服药一段时间后，自己之前的症状就慢慢消失了。

在亲身试药后，我时不时在想，自己的问题如果是扶阳派这样一种解释，那为什么其他老师们没有这样用药？于是就会把老师们、专家们放在一起对比，虽然跟室友们的探讨结果一直不能让我信服。我认为医生就是要解决问题的，是要维护健康的，无论你用什么样的理论和方药都要有效，不仅短期有效，长期也得有效，小病有效，大病也得有效。当时有了这样的对比和自己切身的感受后，直觉告诉我这才是中医真正该学习和运用的理论，这才是我要追求的真理。我决定选择走扶阳的这一条理路。

现在回想起来，当时温病学派与伤寒学派用药的截然相反，也让我长期不解与好奇。在这里也感谢当时给我诊病的老师们，老师的教授有正面来的，也有反面来的，反面的感受更让人刻骨铭心。

（二）体悟刘力红老师学术讲座精神，大三开启探索践行中医之路

刘力红老师的学术讲座主题是《从信、愿、行谈中医的学习》，这是一场及时雨，让我终生难忘。考虑到讲座内容不仅自己受益匪浅，对现在的

青年中医和医学生依然非常适用，下面我择要分享出来——"信心在中国古人看来，是德行的最低的底线，信要没有了一切都完了。五常是德行的标准，你看仁、义、礼、智、信，底线是信，如果信心没有了上面就全没有了。佛家讲学佛能不能成就，完全在你有没有信心。对经典的教诲、对诸佛菩萨丝毫怀疑都没有，那个感应就不可思议。'信为道源功德母，长养一切诸善根。'一切善根、功德都从信心当中生起。在当今学习中医就要有这份信心，为什么这样说？在中国有两门医学，一门中医，一门西医，西医以现代科技为手段，以物质为基础，一切是眼见为实。上中医药大学之前大家学的都是现代科学，生活当中留意的也是现代的东西，享用的是现代高科技带来的一切便利，所以习惯了用现代的思维和逻辑去思考问题，被训练了十几年，已经成了自然而然的习惯。在中学时期的学习，涉猎中国文化的内容很少，阴阳五行这个中国文化的核心结构就更是很少提及。就这样进入了中医药大学，以阴阳五行为构架的中医学你又怎么会对它有认可感？又怎么会对它有信心呢？所以从入校到毕业，都会不时听到同学们讲'我被骗了'的声音，到毕业了多数人所持有的都是中医解决小问题还可以，但大问题不行的看法。言由心生，由此可知其心中的信自然没有生起，毕业后自然也不会从事真正的中医事业。谁会在自己不看好的道路上一直下功夫？那就成一件怪事了。信心的建立很重要，但信心也不是一下就能生起和建立的，要长时间去坚守它，是一件很不容易的事。但也并不是那么难，我总结有两个方法，第一就是在理上建立信心，理一定要能够通达，理通了，信也能立住了；第二点就是事上去践行，中医是一门实践性很强的医学，生活中处处都能用到，处处都有病患，要把它用起来，如果用了以后跟理上的一致，往往这种信心就是牢不可破的……"

刘力红老师一边讲，我一边记笔记，不住点头。其实，我前面提到自己治妈妈咳嗽一案，因为意外的神奇疗效，使我开始改变对中医的看法。

一晃到了大学三年级，自己对中医的学习也深入了一些，寒暑假回到家都要看一些病人，用中医中药帮乡里乡亲解决问题也成了很平常的事。村民有什么疑难杂症治疗后效果不好的都会找到我，既然找上来了那就治吧！心想，只要知道了方证对应，就有下手处。要是心里没有底，那就翻书，四诊完了心里还没有底就当着病人的面翻书。即使是在脉学上还不清楚，摸脉经验很少，也都会认真地去摸一摸，去认识认识脉究竟是什么东西，从不轻易地放过机会。找到适合的药方以后直接抄方给患者，记得当时抄书最多的就是李可老的《李可老中医急危重症疑难病经验专辑》，疗效也很不错。

下面几个假期时治疗的病案帮助我在中医的理上进一步建立了信心。

案一　黄土汤治疗老年女性胃出血案

这是一位女性患者，61岁，有胃溃疡、胃出血病史，近几年变成了慢性胃出血，反复经中西医治疗，未见好转。本次看诊时刚出院，重度贫血貌，形体瘦弱，血红蛋白只有60g/L，言语低沉，乏力，纳差，怕冷，时有头晕，心悸，睡眠不好，手脚不温（看诊时在7月底），解黑色稀便，日2～3次，不出汗，无口苦口干。舌瘦小，舌质淡，苔白，脉沉细无力。

出院时也开了一些中药正在服用，当天正好煮第二付药，头煎刚煮好，我正好看了一下药渣，里面有蒲公英、金银花、生地、三七等。因为没药方，只能是看药渣，故判断治法属于清热解毒、凉血止血。

问其服用后有什么反应，告知无变化，我告诉她马上把药倒掉不要吃了，患者半信半疑，刚出了钱拿回来的药还没有吃就要倒了，舍不得。我就告诉她，她的情况虽然是慢性出血，但根据症状和脉象属于阳虚的范畴，脾阳虚而脾不统血。但是开药的医生只看到了出血，误认为是热证，因此开的药是清热解毒的，刚好用反了。如果再这样服药下去，不但胃出血治不好，身体会更弱。患者听了后觉得很有道理，所以当时就把药给倒了。

我考虑患者阳虚可以肯定，但是脾为后天，肾为先天，患者应该属于先后天都阳虚的范畴。立法以温补阳气为主，兼以补血止血，处方以黄土汤为主。

处方如下：

制附片60g（先煎2小时）	干地黄15g	白术20g
阿胶15g	黄芩8g	伏龙肝120g	干姜30g
炮姜15g	炙甘草15g

7剂，日1剂，分三次服用。忌冰冻之物，及一切生冷水果。

服用两剂后大便变黄，未再解黑便，胃纳好转，乏力有所好转，患者很高兴，更加有了信任感和信心。上方加减服用一个多月，在服药期间未再出现解黑便，贫血貌得到改善，最后以李可老的培元固本散收功。后期查过未再贫血，患者自这次治疗后胃未再出血，未解过黑便，多年的胃出血就这样被治愈了。时至今日也未再出现胃溃疡出血的情况。

案二　真武汤治疗姨妈水肿案

这也是一个在暑假发生的事情。就在我要返校的前两天，一大早姨妈就来到我家，说要开药。当我看到她的时候吓了一跳，看她全身浮肿，面目全非，要是在外面见到我都不敢认她，弄了一双我姨父的大鞋拖着走，脚肿得没有办法穿进去。之前经常见到她，没有听说她有什么病啊。我的脑海里面第一时间就浮现出肾有问题。她告诉我，头一天早上去地里摘花（他们家是种菊花的，到了采摘的季节），当时露水特别大，全身都湿了，中午回来才换的衣服，下午有点鼻塞、流涕，腰酸困，稍怕冷，未发烧，未咳嗽，也服了一点西药，一夜之间就变成了这样，所以就过来找我看病。

我一听也蒙了，我虽然什么病都看，但都是检查清楚了是什么问题。但她什么检查都没有，我也不知道她是什么病，至少要到医院查一查肾功能吧，弄清楚了病才好治。我就让他们先到县医院去做个检查。她们说检查不去做了，先开点药吃吃看看。可是我内心想，你都不知道是哪里有问题，我怎么开药啊？你检查了心脏有问题，我就开心脏的药，胃有问题开胃的药！李老危急重症这本书里的病案都是检查得清清楚楚的，你这种什么都没有，我也下不了手啊。虽然再次劝说一番，姨妈还是不为所动，不检查，就是要先吃药。没有办法我只好硬着头皮开药了，那开个什么方呢？

那只能又回到了四诊上了，除了上述表示的描述，她不出汗，小便还少，近一天多食欲差，舌胖大，齿痕深，苔白腻，行走时气喘，全身紧胀。摸一下脉，因为很肿，脉象好像被淹没了，很沉，沉取的时候稍滑。

水肿得这么厉害，我想到《伤寒论》中治水第一方真武汤，就以此方加减吧！考虑到因受寒湿而成，太阳开机受阻，加用生麻黄开表，所以处方如下：

处方一：制附片60g，生白术20g，茯苓30g，白芍15g，生姜50g。

三剂。

处方二：生麻黄30g（另外煮水，服用时兑到方一的汤液中，见有汗出，麻黄则不服用）。

开好了方子我就去取药，但还是不放心，吃药有没有效果没有关系，这样多待一两天会不会把病情拖严重了？心里也很害怕，我还没有见过这么严重的水肿，更没有处理过，并且病情这么急。但是也没有办法，吃了药再说吧。

到了下午4点多的时候问她出汗没有，说没有。接着就把麻黄水兑到汤药中，到了晚上8点多，微微有点汗出，9点多，她说累就睡了，晚饭吃得也不多。我叮嘱她夜间要是有什么不舒服就要说，不能忍着，我心里还是挺害怕的。

我第二天早上刚睡醒，就想到姨妈怎么样了，赶紧起床，下楼时听见姨妈跟母亲在说话，当我看见姨妈时，天啦！我都不敢相信自己的眼睛，姨妈的肿消了九成多，恢复了原样，简直像变戏法一样，怎么会这样？

姨妈说一晚上小便了十多次，我问她小便量多吗？她说每一次都很多，问药还接着吃吗？我问她还出汗吗？姨妈说有一点汗，现在还在出，但是不多。我知道了后就说，麻黄水不要了，就喝处方一的就行啦。吃过中午饭，姨妈一家回去了，我也松了一口气。老爸说了一句，神了，都肿成这样了，一夜就能消，住到医院也不可能有这样的效果。我也只是笑笑。

案三　芍药甘草汤治疗小腿肌肉萎缩夜间抽筋疼痛案

患者男性，右小腿夜间抽筋疼痛十多年，伴肌肉萎缩。当时患者只是来咨询一下，听别人说我在看病，效果还不错。问其症状其他一切都好，就是小腿抽筋的问题，并且久治不愈，补钙、活血、补肾等都试过，就是没效。我摸了一下，也别无异常，右小腿肌肉明显比左小腿细三分之一，力量上自觉没有什么差别。吃、睡、二便、出汗一切正常，亦无怕冷。

考虑良久，想到了《伤寒论》第29条："若厥愈足温者，更作芍药甘草汤与之，其脚即伸。"第30条："厥逆，咽中干，烦躁，阳明内结，谵语烦乱，更饮甘草干姜汤，夜半阳气还，两足当热，胫尚微拘急，重与芍药甘草汤，尔乃胫伸，以承气汤微溏，更止其谵语，故知病可愈。"条文中都讲到了胫拘急不能伸服用芍药甘草汤，并且有许多中医大家都用芍药甘草汤治腿抽筋。

我就直接开了原方，处方：白芍药 60g，炙甘草 60g。水煮内服，7 剂，日三次。患者说先拿两剂试试吧，对我也是半信半疑。

一周后，患者又来了，说从吃药到现在一周了，没有出现过小腿抽筋，问这药还能吃吗？我说可以，再吃吃吧！他说吃一个月吧，我说不用的，吃一个星期就停了，不抽筋就不吃了。后来我回家的时候见到他说再也没有抽筋过。其他单方效果很神奇的还不少，不过当时自己不像现在理法方药思路清晰，能够按照次第去解决问题，思维还局限在病的层面。

假期的每个日子就这样在每天给老百姓看病中过去了，在返校火车上一个人回忆暑假的一幕幕，思考中医究竟是一门怎样的医学？首先，在大学三年的学习，处处感受到了当时不少地方是西医为主，中医为辅，并且重病、大病、难病中医没有话语权。其次，说到中医就是慢郎中，因为在课堂上会听到有老师说这个病中医也没有办法。我原先也信以为真，但是经过我的实践并不是这样的，特别是经方，效如桴鼓。回想自己生病时的服药体验，再参考我诊治的患者与其他医生诊治的思路方药完全不同，我一个在校学生的疗效都比不少经验丰富的医生和专家好，事实胜于雄辩，只能说他们的思路是有待商榷的。广西、云南虽然相距一千多公里，但是医生用药却是以清热解毒为主，难道中医就只是这一招吗？肯定不是，《伤寒论》才是医学的源头，扶阳才是真正的核心。我暗下决心要好好学习中医，一个年轻的中医也能行，不用到老，只是我现在才学习点皮毛，卢火神十几岁就成就了医名，将来我也能做到。从此以后我对中医的信心就牢不可破了。

（三）坚信中医，读医书、交流心得、听名家讲座是大学的最大乐事和追求

后面大学两年的生活我没有虚度，除了平时上课外，其他时间都在看历代中医各家学说，晚上拿起一部医学全书就去自习。周末就泡书店、图书馆，晚上回去就捧着一摞书，在图书馆看到好的书就拿去复印。饭后就跟室友探讨中医，把自己的看书心得讲一讲，有时大家争论不休，各执一

词。但是碰撞了就会有火花，这是引导我们前行的动力。名老中医、临床大家成了我们的偶像，在学校里就像追星一样追随刘力红老师。他的讲座我们必听，场场爆满，老师已经成了我们学习的榜样和动力。我们还听过长衫先生李里的讲座，钦佩他也是年纪轻轻就能把传统文化领悟得那么深。老师们就像太阳一样，播撒着雨露，让莘莘学子们吸收了甘霖，在默默地成长。史无前例的扶阳论坛的召开更是为中医播下了火种，为中医输入了新鲜血液。每年都能目睹各位临床大家，为我们的中医学习提供了新的养料。

转眼间快大学毕业了，一年前看着师兄师姐们毕业时的失落感落到了我们的头上。回想起他们那么优秀，毕业后也面临做中医无门的境遇，仿佛这是中医学子的宿命，谁也无法逃离。有先见之明的同学都早早准备考研，力争上游。仿佛能跟中医保持一些距离才能活得更好。我也会有一些感慨，但不会改变我内心对中医的信念。越是这样，我越要去证明中医的实力，中医的有为。大学五年，虽然不能说学有所成，但也不是没有收获。并且经过两三年的临床后疗效显著，也有初生牛犊不怕虎的心态，并且一度认为当时的我看病水平已超越了一些老中医，所以很想走出大学象牙塔到外面历练一番。

因此，我就给自己设想未来的工作环境，什么样的单位有利于我在中医上的成长。第一条，找一家西医院的中医科，这样到了医院就只能干中医，那是最理想的。中医院是我最不想去的，实习告诉我在大医院刚毕业的小中医是没有什么作为的。第二条，如果第一条达不到，那就退而求其次，只要让我干中医，哪里需要我就去哪里，先干几年再说。再一次幸运地，我被一家西医院看中了，离毕业还有一个月的时间就把工作合同签了。

在毕业前夕，刘力红老师给毕业班同学做了一次讲座，具体内容已经记不清，但是有一句话至今忘不了，刘老师说："你们出去了踏踏实实地做中医，如果连一碗饭都没有得吃，你回来我刘力红养着你。"听到这句话的时候，眼泪在眼眶里止不住打转。老师就像一个父亲在送一个即将远行的孩子，心中充满着期盼，期盼着在以后的道路上不畏艰险，持之以恒，我也从老师这里获得了力量，我一定能行！

■ 二、阳春八年行医点滴纪事

（一）小方五苓散打开局面，小医生终于走上中医岗位

大学的五年学习和实践，深刻体会到了经典的重要性和对临床的意义。从《思考中医》中理解到了阴阳五行的真实含义，伤寒六经辨证在临床的运用。《圆运动的古中医学》展示出了生命升降出入的规律，从而为更好地理解《郑钦安医学全书》中讲的一气周流，阳主阴从观做了很好的铺垫，初步掌握了辨别阴虚阳虚的方法。唐容川的《本草问答》与徐大椿的《神农本草经百种录》让我体会到了中药的药理是什么，中药的四气五味才是中药的真正价值，从升降出入去认识一味中药的重要性。心中装着和民国时期大医张锡纯先生一样的愿力，以及经典、各家学说的理法方药，刘力红老师等诸师的谆谆教诲，走出校门，我正式开始自己的中医生涯。

这份工作是做一名南方小城市西医院的中医科大夫。到医院报到后首先是去轮科，心中最渴望的就是能早一天有病人给我看，能用上中医中药。谁曾想我的第一个病人就是刚轮转的第一个科室的护士长，护士长尿路感染十余天，从感觉不舒服开始就服用抗生素，后面几天是点滴，可是效果不好，问科主任怎么办？我所跟诊的医生就是主任，主任说药也吃了，针也打了，没有效果怎么办？去做个尿培养吧！护士长说那还要再等几天。主任说要不让小左给你开点中药吧，他是中医。护士长说好啊！说完就坐了下来，我问诊了一下，摸了脉看了舌苔，开了一个五苓散的原方给她，三剂。服到第二剂的时候，护士长冲到我身边说：我好啦，剩下的药还要吃吗？我说吃完吧！就三天而已，阳春的工作局面就这样打开了！

接下来找我看病都是同事，他们都是西医，他们只知道祖国还有一门神奇的医学叫中医，但多数对中医不了解，不过也不排斥。我治疗过像以前一样有神奇效果的病案也不少。记得一个年稍长的护士得了房室折返性心动过速，要行射频消融术治疗，已经在广州预约好了医生，费用预计五六万。距离手术还有半个月的时间，她听说我看病行，所以就过来咨询，讲完后她也要服用中药试一试，我辨证为水气凌心，所以开了个真武汤原方。她自从服药后未再出现心悸，经24小时动态心电图监护也未发现

异常。同事高兴坏了，跟我讲我帮她省了五万元。就这样，我一边轮科一边看病人，白天上班，晚上就看书，遇到中风的病人还利用晚上的时间上门给他们做针灸，一扎就是两三个月。只要有病人给我治，心里就很开心，从不计较金钱。时间过得很快，转眼快两年，我的执业医师证也发下来了，因为轮科期间我积累了一些病人，每天有 20 人左右，所以我很顺利地被安排到了中医门诊部，有了自己独立的诊室，从事纯中医临床工作。这是我梦寐以求的岗位，我暗自告诉自己一定要好好珍惜。

（二）八年门诊，十万人次，中医之路有苦更有乐

白天门诊，晚上读书，这是蒲辅周老先生的治学方法。我的门诊人数也很快提升了，一年以后开始限号，每天 50 人次。面对大量的门诊，当然有疗效好的，就有疗效不好的，有收获也有困惑。有半夜一两点出诊到离市区七八十公里外的乡下，用重剂破格救心汤抢救 ICU 放弃的心衰病人，抢救回来后又活了好多年；也有一些慢性疾病诊治多日而疗效欠佳，反反复复。

阳春八年期间，虽然看病近十万人次，因为我没有把病例做细致的记录和整理，所以下面只能根据记忆深刻的稍微做一下回顾。

案一　心衰

第一个病案，是半夜三更下农村救治心衰。病人是我一位同事的邻居的家人。我这位同事之前在我们医院的 ICU 工作，他家楼上邻居的老父亲是从 ICU 拉回去的，心衰抢救了几次都不行，人还没死，然后就回去了，就是不想再抢救了。当天回去到晚上人也还没死，就是心衰症状。后面他邻居就找他问怎么办？我那位同事，他也是个中医迷，就跟邻居说你找左医生吧。当时我到阳春刚两年多，已经单独出门诊了。那天刚好我发烧，到晚上差不多 1 点多，吃中药后刚退烧，稍微感觉舒服一些。才睡着电话就响了，他是夜里 2 点钟找我的，让我下去给病人看病。我就说我不去。然后我同事又打电话给我。左说右说都没有办法拒绝，无奈我就下去了。然后，我问有多远，他说大概开车半个小时，他是骗我，实际有 80 公里，开车将近一个半小时，出发的时候接近 3 点钟。临出发前我问了病人

情况后大概就知道情况了，于是就带着附子、人参出门的。到的时候大概4点多，天还没有亮，我看他们一家人都没有睡觉。都在看着那个老人家，70多岁，男性。我给患者把了脉，他出了很多汗，脉象很浮大，喘得不行，回答询问非常吃力。问了他以后，过一会儿才能给你回答两句。病人从ICU拉回去以后，比在医院感觉略好一点，想坐着，但是坐不了一两分钟，又要躺下，就老是这样子。

我判断就是一个亡阳的症状，出大汗，喘得很厉害，还有很多痰，于是我给用了李可老的破格救心汤。给他开完药，我以为他们就会送我回去了。但是他们就不送你走，就是要你帮他熬药，如果不帮看着再弄一会儿，他们心里也没谱。所以我也没招了，我就只能给他熬药，然后附子熬了一个多小时，再煮其他的药后，我就开始给他喝。一点点给患者灌下去，大概过了一个多小时，五六点钟的时候患者出汗就少了，气喘症状平息了很多，他说想睡觉，他一夜都没睡嘛。我看他各方面都稳住了，好转了，我就教他们如何熬药和吃药，吃完药再联系。然后他们就送我回到阳春，到阳春的时候已经早上7点多了，因为8点钟上班，我前两天发烧不舒服只是喝粥，吃了点粉后，就直接到医院上班了，上完班回去赶紧休息。

这个病人，吃了两三付药后，我又下农村去看了两三次。两三个月后这个患者心衰就好了，又活了大概五六年。死因是骑摩托车，出去吃狗肉、喝酒，喝了酒还骑车，交通肇事撞死了。

案二 卵巢癌伴腹腔、肝转移

患者是位农村的妇女，四十六七岁。来月经以后大出血，一开始被送到阳春市中医院，住了三四天以后，病情无法控制住，还是大出血。然后就转院到广州，到广州后病情更重了。整个人浮肿，吃不下东西，奄奄一息的状态。后面一查，原来是卵巢癌伴腹腔转移、肝转移，肺好像也有结节了。前后差不多十多天回到阳春以后，就通过人介绍找到我。她来的时候是两三个人扛着的。因为介绍她过来的亲戚认识我，电话里说先看看吧，死马当活马医了，当时第一个方子是怎么开的，我记不起来了。大概用药十多天以后，浮肿就消了，人就活过来了。

但是这样一个肿瘤病人，根据规定我还是接不了的，我就说你还是再去广州做手术。她说广州已经不接了，我说现在不一样，你已经吃了半个月的中药，身体跟以前已经不一样了，你当时那个样子医院肯定不敢做手术。后来她再去果然西医说你现在可以做手术了，就把子宫附件全部给拿掉了，因为是恶性的嘛，肝转移就没办法了，只能化疗了。她后来还问我的意见，我说你化疗药也要吃。然后就一边化疗一边吃我开的中药。她化疗了后头发就掉光了，不过肝上肿瘤还在，她头上戴个帽子身体也很弱。治疗一段时间她就做一次检查，发现肝上的肿瘤就不断缩小，到最后肝上的肿瘤完全消失。她原本光秃秃的头上也像小孩子一样开始长头发了，毛茸茸的，白色的，后面慢慢开始变黑变密了。我给她前前后后看了两年，至今她的健康情况都很不错，我们一直还有联系。

案三　鼻咽癌

这位女性患者是一个很信中医的人，当她确诊了鼻咽癌后并没有按照常规用西医治疗，她本人不愿意。这个病在广东是高发的，她有两三个邻居都得了鼻咽癌，化疗后一年多都死了，她就干脆不用化疗。为此，我特别从南宁请来了一个大学同学帮我一起给她看病。我们两个人绞尽脑汁想尽各种办法，包括从六经辨证、性理扶阳等下手，我们还用了一些攻下的药，比如斑蝥等，不过都没效。病灶刚开始是在鼻咽部，慢慢地就转移了，包括大脑和肺部。大概是两年多后，患者就去世了，很遗憾，她才30多岁。

因为阳春不大，我不单给她看病，还有她一家人，我跟她们全家人都很熟，还经常去她家吃饭。直到她走的时候，大家还都像朋友一样，她们家人对我也没有啥怨言。她走了以后，她老公发信息给我，说多谢我这两年帮忙，还安慰我。我很感动，同时也很有内疚感。

因为有些鼻咽癌化疗后能活十几二十年，但她就是坚决不化疗。我从这个案例当中得到的经验是，当时我们应该强烈地要求她去做化疗。所以从这个病人以后，对于癌症如果西医有相应的治疗方法，我都建议患者要去试，要去看，不能一意孤行。

通过这个病例，我也深刻体会到，当一位医生，你有治疗成功的，你就觉得这条道路我应该坚持走下去；遇到不成功的，那就得自己再回家接着去学习。

案四　服不合格附子中毒意外

有一位阿姨他们全家人都找我看病，效果也不错，后来她也找我看。当时我就让她去一个地方买附子，但是她把我的话给忘了。因为她家的铺面旁边就是一家药店，她就直接在这家买药，结果她吃了就中毒了。出现中毒情况后，她也没到医院去看，直接找我，去了我家才跟我说这个情况。家里人跟她说，让左大夫把你弄好了，你再回来，他没把你弄好，你就别回来。我一看，这个阿姨没有出现麻、心慌、出汗这些症状，就是上吐下泻。她到了我家以后，也到卫生间吐了，厕所也上了几次。我就断定她这个不是附子中毒，是胆巴中毒。因为胆巴中毒典型症状是上吐下泻，附子中毒是发麻。所以我就要看她买的附子。她叫家人把药送过来，我看那附子就不是江油产的，而是个头小小的带皮的，黑色的，还没有干。正常情况下，附子入药，一定要蒸透，然后晾干；看上去是偏黄色，稍微淡黄色，透亮的，她那个附子是黑色的，好像用煤炭水染过的；然后附子还是很软的，不干，掰都掰不断；拿舌头一舔就感觉很咸。她那个就是一般的附子，就是直接用胆巴水泡的，泡了以后胆巴含量很大。同时，附子的皮也没去掉。我知道以后就告诉她这个药不能再吃了，然后我去买药，甘草、绿豆煮了后用蜂蜜给她调了喝。我还给他做了艾灸，扎了针灸，她一直在我家坐到晚上九十点钟，完全平稳后才回去的。

整个过程我爱人一直陪着我，我俩一直熬到九十点钟都没有吃饭。阿姨走了后我爱人跟我说，这个人要是死在我们家的话，我们两个人可能都要被关起来。通过这件事，我深深体会到，当个中医很不容易，从那时候开始，我就对患者用药极其小心。后来我在医院里面遇到开附子都一律用颗粒剂。

案五　高血压、肺癌

患者是一位我很熟悉的当地领导，有高血压病史，就找我调理。后来给他调好了，血压恢复正常，整个人的状态都很好。他觉得吃了中药以后，虽然50多岁了，但是各方面都挺好，睡眠也好了，体力也增加了。但是我

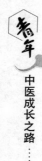
一直就有一个疑惑，每当摸他的脉的时候，肺脉（右寸）一直很滑大实，每次我问他你咳嗽吗，有痰吗？他说都没有，没有啥不舒服的，有吸烟史20多年，平时也喝酒，晚睡。我一直疑惑他的脉象达半年之久，但是也没有让他去找西医做进一步的检查，每年体检都没有事。

过了半年以后，他突然头晕，觉得不舒服。然后就去医院查，诊断结果是肺癌，并且已经转移到大脑。然后他就打电话给我。哎呀！当时我一听到就想到了他的脉象，他的肺脉一直不正常，我早应该让他去做检查。从前以为，一个病人很相信你，当他有症状的时候你可以给他治，当他没有症状的时候，你还治啥呀？问题就出在我在他的脉象上摸出来异常，但是他没有对应的症状，也没有做进一步的检查。后来他去广州做了化疗，接下来的治疗完全就是以西医为主了，中药也偶尔吃吃，但吃得很少。

总之，这个事情难免不让人想，吃了这么久的中药怎么还成了这个样子，心里面还是有一些疑惑的。后来我们还在一起吃饭的时候，就是通常的聊天为主了，他不主动说你再给我开点中药的话，我也不会主动提了。其他人的理解就是医生也不是万能的，这个结果也是很正常的，但是我就是不自在。所以，后面我临床上只要摸到脉象上有疑问的，我就一定要求对方去做进一步检查。这一点点的经验也是靠临床摸索出来的。

案六　高血压、中风

这也是一位当地领导，是军队转业干部。他听别人讲我这个青年中医看病效果挺好，因为他有高血压多年，也就找我看。他五十一二岁，我摸脉以后，就感觉他要中风，当时也是夏天。脉象非常有力，跳得很快，但是他自己没感觉。当天晚上他就叫上一个副院长和我一起吃饭，还喝酒了。我喝酒的时候真是心惊胆战，因为觉得他快要中风了，这个时候不能喝酒，当时说了也没有用。当时他还说从明天就少喝酒，然后找我开中药吃。后来我给他开药，第一次是5天的量，前后看了3次，开了半个月的药。后面就没有再来了。

过了一个多月，他的一个朋友，跟我也很熟，打电话给我，说这个领导生病了被送到广州治疗了。我急忙问是什么病，他告诉我是中风。我问发病经历，说是一天晚上跟妻子晚饭后外出散步，走着走着说自己腿没力气了，然后就坐下来了，坐下来后就慢慢倒下，自己坐不住了。领导妻子说从来没见他这样子，然后赶紧打120叫急救车，送到市中医院后三四个小时没有好转，立刻转到广州市，结果也是不理想，还是完全偏瘫。

我跟报信的朋友说我早就跟领导说有中风危险，但是他就是没听进去，还是熬夜，天天后半夜三四点才睡觉，7点钟又起床送孙子上幼儿园。他说自己之前身体很好，在军队里面就没病过，即使中过枪伤，也很快就愈合了。结果，还是发病了。有了前面的经验，现在接诊病人时，我只要摸脉遇到怀疑有危险的，第一，我要求去医院进一步做检查；第二，要跟患者把危险因素说清楚。

几年中医大夫干下来，越来越体会到，一个中医在基层，因为有很多机会接触病人，病人能教你很多东西，你就能得到历练，这样一来，比在大医院成长要快很多。

（三）学无止境，医路探索，忙碌工作之余继续追随诸位师长

整天忙忙碌碌于大量的门诊，治愈的多，没有治愈的也多，往往留在大脑里的多数是你治不好的，留下更多的是困惑，读书也不易解决。因此，我经常打电话给我的好友赵江滨医生，探讨求解，打电话一打就是一两个小时。就在一度困惑的时候传来了南宁同有三和中医门诊部开办中医经典课程的消息，我第一时间报了名，能聆听刘老师的课是梦寐以求的事情。接下来，每一年我都专程去南宁参加一次中医经典课程的学习，每一次都有新的收获，在理上都能更深一层。

上同有三和中医经典课程是近距离跟老师接触的开始，过去读大学期间，刘力红老师并不认识我，自己也没有跟老师走得那么近。在中医经典课程上，每一次在老师的教授和引导下，感觉自己都在"退步"，由药退到方，由方退到法上，由法退到理上，站在理上看生命则更加全面清晰。就这样一边学习一边临床，八年过去，每日忙碌于门诊之中，患者遍及粤港澳大湾区。从病讲小到感冒、咳嗽，大到肿瘤、肾衰竭等，治愈的不少，没有解决的也很多，总之是酸甜苦辣咸五味俱全，自己在中医临床上越深入，心中的感受也越来越深。

我参加工作以来诊治病人有十余万人次，市人民医院（西医院）的中

左乔建·做一个讲理的中医

医门诊量超过了市中医医院的门诊量，我成了一个一号难求的青年中医，外面也传起了我的中医是祖传的，我有祖传秘方这样的话，患者经常在看诊的时候问你是你们家第几代传人……老百姓总在想只有中医世家出来的中医才能这样。静下来想，我虽然不是出身中医世家，但自己确实有中医的传承，上到已经过世的李可老先生，现今仲景钦安卢氏医学的传人卢崇汉先生及其门人，至今仍在紧紧跟随的刘力红老师，刘方老师、长衫先生李里，还有三和书院的导师杨真海师父、杨海鹰老师、高圣洁老师、五行针灸大师诺娜女士、龙梅老师、中医药专家冼建春、针灸高手曹山养立师父、太极大师陈建中老师，等等，他们都从儒、释、道、医等不同层面阐述着宇宙之大道、生命之大道。我是在这些十几到二十位老师的教授与熏陶下才一点一点成长起来的。

看到不少中医学子的中医之路走得都很艰辛，甚至有的几年后就改行了，而我走来一路都是惊喜，因为这些惊喜，让我走的中医之路越来越坚定，越来越有信心，越来越赞叹先贤们的智慧。

我认为在中医这条路上自己是很幸运的，从入校后遇明师，毕业后能有一个好的单位领导，直到在当地小有名气，家喻户晓，在百姓眼中这个医生还行，有问题首先想到找我这个小中医来解决，可以说是一路平坦大道。在一所西医院，刚开始大家用怀疑的眼光看你，中医到底行不行？到最后全科室的疑难问题都会想到让小左大夫给看一看，用中医能不能解决，亲朋好友有问题也首先来看中医。中医的门诊部门庭若市，外地的病人慕名而来的，见到我以后都要问问你们医院有几个左医生，有没有更老一点的左医生？因为在他们的心中只有老中医才能看病。

走到今天是我以前没有预料到的，但又是预料中的事，其中有喜有忧，可以说与患者及家人同喜亦同忧。大病愈后的欢喜，不孕患者多年以来得子的欢喜。当然也有久治不愈的忧伤，甚至年纪轻轻而命不能保的无奈。十年之后，回望来时路，我庆幸愚笨的自己不离不弃中医之志，感恩诸位师长的提点与教诲，珍惜志同道合之学友的同行和砥砺，尤其感谢众多病患及家人对我的信任与托付，回报大家和社会的，唯有医者担当，矢志不渝，砥砺前行。

■ 三、浅谈行医十年的部分心得体会

（一）无恒难为中医

在校时看《名老中医之路》，岳美中老先生说无恒难以做医生。刚刚开始觉得哪一个行业都要有恒心，何止于医，但是一路走过来，很多人都改道了，在中医的道上走着走着就不见了一个，大学同学中坚持走到今天的真的不多了。在《孟子·滕文公下》有这么一段描述：

景春曰："公孙衍、张仪岂不诚大丈夫哉？一怒而诸侯惧，安居而天下熄。"孟子曰："是焉得为大丈夫乎？子未学礼乎？丈夫之冠也，父命之；女子之嫁也，母命之，往送之门，戒之曰：'往之女家，必敬必戒，无违夫子！'以顺为正者，妾妇之道也。居天下之广居，立天下之正位，行天下之大道。得志，与民由之；不得志，独行其道。富贵不能淫，贫贱不能移，威武不能屈，此之谓大丈夫。"

其中对大丈夫的要求是居住在天下最宽广的住宅'仁'里，站立在天下最正确的位置'礼'上，行走在天下最宽广的道路'义'上；能实现理想时，与百姓一同遵循正道而行；不能实现理想时，就独自行走自己的道路。富贵不能使他的思想迷惑，贫贱不能使他的操守动摇，威武不能使他的意志屈服，这才叫作有志气有作为的男子——大丈夫。

中医药之人就一定要有大丈夫的这种精神，要有大丈夫的作为。刚开始没有作为的时候要守着它，有作为的时候也要守着它，贫困的时候守着它，富贵了更要守着它。也正像古人讲的："朝于斯，夕于斯，流离于斯，颠沛于斯。"看看已故的前辈们，他们的中医情怀，就是他们的不断努力，不断坚守，才有了我们今天的中医局面。特别是2019年仙逝的中医泰斗邓铁涛老，为中医呐喊了一辈子，他的精神我们应该继承下来，他老人家预言21世纪是中医腾飞的世纪，我们要站在这些巨人的肩膀上继续努力不懈，做出中医的辉煌。

（二）师者，所以传道授业解惑也

在韩愈的《师说》中："古之学者必有师。师者，所以传道授业解惑。

人非生而知之者，孰能无惑？惑而不从师，其为惑也，终不解矣。"中医的学习一定要有师，回顾自己的中医之路，影响我的至少有十几二十位老师，有的从道上，有的从术上传授于我，要不然单凭自己何年何月才能得到今日今时心中的那分明了！虽然尚未完全透达，但相信已经在正道上行走，剩下的只是时间问题。

传统文化最讲究传承，中医作为传统文化的一部分也不例外，虽然说传承有三条途径，一是文字传承，二是口耳相传，三是直接传承。口耳相传就是师的传承，其他两条要直接获得谈何容易，不然也不会有"真传一句话，假传万卷书""得诀归来方看书"之类的说法。直接传承如果没有师的指引，可能也是空谈。"人非生而知之者，孰能无惑？"那我们在习医的路上就一定要寻师。我自身受刘力红老师的影响很大，紧紧跟随，刘老师的师缘我也能接近，在诸师的熏陶下也有了自己的感受，才能有今天的小小作为，自感来之不易。

如今在刘老师的大愿下，诸师与诸多善缘的相助之下，"北京同有三和中医药发展基金会"成立了，其下设公益项目"三和书院医道传承项目"也持续到了第五个年头，为广大中医学子开启了师缘的大门，大家更是能直接得到刘老师的授课，这无疑是一件中医界的幸事。古人云："朝闻道，夕死可矣！"大道不闻，心中之惑不解，此生大憾！三和书院的诸位老师能为我们传道授业解惑，习医的路上就有明灯给大家指引，这无疑是一条坦途大道，为中医的腾飞加速。

（三）阳主阴从贯穿始终，阴阳和合为目的

在我踏入大学校门不久，根本还不知道医是什么的时候，第一个冲击我的学术观就是钦安卢氏医学的扶阳思想。附子这一个药就天天在耳边萦绕，仿佛课堂上讲的是一套，校园学术文化是另一套。同学之间探讨最多的就是自己是阳虚还是阴虚，记得我在宿舍煲附子的时候，我对面床的哥们在大吃大补阴丸，当然他认为他是阴虚，我俩经常争论不休，甚至探讨到冬天吃一个冰淇淋也是补阴的，大学就是这么有趣。

我是如何步入仲景钦安卢氏医学这一学术体系中的？首先，是在各位老师的引领下学会了辨别阴虚、阳虚，用在自己身上确实无误，再按这样

一个思维去辨别他人。在这样一个思想指导下用药，疗效显著，并且没有出现什么副作用，所以就一直穷追不舍。

其次，是从经典当中找到出处论据，从《易经》《黄帝内经》《伤寒论》《道德经》等上至经典、下至历代各家学说都有描述阳气的重要性的论述。例如《易经·象传》论述乾元时说"大哉乾元，万物资始，乃统天"，论述"坤元"时则说"乃顺承天"，强调了阳在万物生长过程中的主导地位，阴乃从属地位。《易经·系辞》中讲："天尊地卑，乾坤定矣。"乾属阳，坤属阴，阳尊阴卑也体现了阳的重要性。《系辞》中讲"一阴一阳之谓道"，《易经》确立了认知宇宙的阴阳五行思想，而《黄帝内经》则直接借用了《易经》的思想，进而强调了阳气在人体的重要性。如《素问·生气通天论》中讲"阳气者，若天与日，失其所则折寿而不彰，故天运当以日光明，是故阳因而上，卫外者也"，"凡阴阳之要，阳密乃固"，都讲了阳气的重要性，主导地位。还有《素问·阴阳应象大论》中讲："阴阳者，天地之道，万物之纲纪，变化之父母，生杀之本始，神明之府也，治病必求于本。"就讲述了阴阳是天地的道统，万物均由它统辖，一切变化的根源，生杀的根本，治病要抓住阴阳这个根本。

是不是阴跟阳都要抓住呢？后面又讲了"阳生阴长，阳杀阴藏"，道出了阴阳变化的主从关系，还是阳为主导，阴因阳而变。《庄子·外篇·至乐》说："察其始而本无生，非徒无生也，而本无形，非徒无形也，而本无气，杂乎芒荡之间变而有气，气变而有形，形变而有生。""夫有形者生于无形。"气是无形的属阳，有形的生于无形属阴，气决定了形，还是阳主阴从。

历代医家对阳气也很重视，杨西山在《弄丸心法》中说："一阴一阳，是为两仪，理宰乎气，源发太极……阴阳之气，妙用无穷，人之一身，阴阳而已，二气之中，阳气更尊，气盛者强，气衰者病，气聚者生，气散者死，人之阳气，尤天之日，仰观乎天，可悟乎人。"道出了人的生老病死都由阳气来决定。华佗《中藏经》说："阳者生之本，阴者死之基，阴宜常损，阳宜常益，顺阳者生，顺阴者死。"

张景岳在《传忠录·辩丹溪》中说："人得天地之气以生，而有生之气即阳气也。"对"阳主生，阴主杀"进一步论述说："凡阳气不充，则生意不广，而况无阳乎，故阳唯畏其衰，阴唯畏其盛，凡万物之生由乎阳，万物之死亦由乎阳，非阳能死物也，阳来则生，阳去则死矣。"张氏认为天地万物之生长、衰退、死亡，无不由阳所主宰。若打破了正常的"阳主阴从"的阴阳相对平衡协调的生理关系，就会导致以阳为主导的"阴平阳秘"关系的失调，从而发生疾病。若阳气虚于外，则失其温煦肌肤、抗御外邪、卫外为固之功能，易为六淫之邪所侵而发病。若阳气虚于内，则导致脏腑功能动力减弱，精、气、血、津液的化生输布失常，十二经脉运行无力，精血津液化生不足而形成肌体虚衰之病理变化。

郑钦安在《医理真传》中说："子不知人之所以立命者在活一口气乎，气者阳也，阳行一寸，阴即行一寸，阳停一刻，阴即停一刻，可知阳者阴之主也，阳气流通，阴气无滞，自然百病不生。阳气不足，稍有阻滞，百病丛生。"著名中医家卢铸之说："人之生成，纯在天地之中，阴阳之内，五行之间，一切动静都随阴阳之气机而转，业医者需识得《内经》所论'凡阴阳之要，阳密乃固''阳气者，若天与日，失其所则折寿不彰，故天运当以日光明'等奥义，认明阴阳之虚实，变化之盈缩，刻刻都随五行运化中，上下内外息息相通，无一刻停滞，随日月昼出夜入，昼作夜息，为养生治病之一大纲领也。"这个纲领，实质上是要人们认识到阳气的极度重要性。

在以上理论的指导下，在辨证论治之中，当始终遵循扶阳为治病的要诀，其"病在阳者，扶阳抑阴，病在阴者，用阳化阴"，所用药物以辛温扶阳药物为主；则人体阳气即若"日月星辰丽于天，华岳河海附于地"，"阳气司令而阴静无扰，使机体五脏六腑安和，经脉畅通，气血条畅，生机勃勃，乃达却病延年、健康长寿"。出自《扶阳讲记》，可谓论述精辟。郑钦安在《医理真传》中说："阳长一分，阴即随之长一分，阳衰一分，阴亦随之衰一分。"阳为阴之主，气为血之帅，气行血行，血行气附，这也说明了在阴阳互根的关系上，必须以阳为主，阴为从的道理，也可以认为，这是属于人体的正常生理。

从上述论述可以看出从经典到历代医家都是重视人体的阳气，而这些论述与当时大学《中医基础理论》课本上的论述不一致，甚至是矛盾的，那怎么办呢？当时的我不像现在于理上已经通达了很多，能立住了，就只是凭直觉，直觉告诉我这是对的，这才是真理。当认可到这个程度的时候就要有一个取舍，对于我自己而言，课本的东西要学，但是只为考试做准备，而真正学习的重心是在经典、各家学说及传统文化上。直到如今，之所以我在临床疗效一直在不断地提升，因为我对理上的认识不断地加深，用上也在不断地变化。走过的路证实了我的两手抓是正确的。

"火神派"可以说是一个民间说法，"扶阳"可以说是一个学术称谓。"火神"也好，"扶阳"也好，反而是给它涂了一层颜色，让大家容易带着有色的眼镜看它。其实仲景钦安卢氏医学阐述演绎的是生命的大道，虽然从某个角度来讲它不是认识生命的唯一大道，但是它也把生命阐述到了极致，我们应该深刻地去认识、领悟和运用。希望大家先不要用派别的眼光看待它。

（四）中医是一门有理可循的医学，不是一门经验医学

说到中医大家都喜欢形容为"博大精深"，搞不搞中医的都这样说。其实我们在说这句话的时候是对中医的无奈，既无法探知它，又无法操作运用它。中医的书籍汗牛充栋，古文又艰涩难懂，各家学说纷繁复杂，各说一词，时有互相矛盾之处，让人无所适从。临床选方用药时更加艰难，方剂太多，难知究竟哪一个方更适合。由人民卫生出版社出版的《中医方剂大辞典》一书中收集了自秦汉到现代所有有方名的方剂就有 10 万首之多，穷尽毕生也难于熟记和灵活运用，让中医成了一门难于掌握的医学。现代的教育又把中医专科化，如肝病方向、肾病方向，等等，更加支离破碎，疗效微弱，最后归结大病、难病中医也没有什么办法，后期调理调理还行，在临床时经常有人惊讶地问发烧中医也能治吗？中医现况到了如此的地步。

中医的理在《黄帝内经》《易经》《伤寒论》等诸家经典当中，我们只有把其中的理挖出来以后，才能知道中医是讲什么的，有了理就会有法，有法后方跟药自然就出来了。比如说人受了风寒后为什么会发热身痛，因为受了风寒之邪，闭塞了毛孔，人的阳气向外抗邪而不能出，阳气郁而化热，所以发热。因此，我们要解决发热的问题就要跟机体一致，站在同一条战线上，那就是开表祛寒，遵从寒则热之的原则，那就要用辛温之药，辛温是向上向外的。所以立了辛温解表的法，方跟药就可以定下来了。这是经方开显的一个法，用麻黄汤或桂枝汤，或者二方合用。但历代又有很

多辛温解表的方剂，那是因为中国那么大，东南西北中所产的药不同，当然用最容易最方便的，还有就是人有男女、老少、强弱，用药就会有轻重之分。所以辛温解表的方剂还有葱豉汤、九味羌活汤、荆防败毒散等。

理上认识到位了，法就能定准了，选方用药就不会错。就不会出现一见发烧就用石膏、羚羊角来清热，贼邪不祛，专干损伤正气的事。用中医来看待任何一个疾病背后都有理可循，寻到了理就能立法，经典中已经讲得很清楚了，寒者热之，热者寒之，虚则补之，实则泻之，等等，有法方药自然跟着出来了，大学的方剂学里都讲了，这在于自己会不会用。在理上有的容易得，有的深一层，有的还深了好几层，我们一时没有办法第一眼就看明白，但是随着不断的学习也就心中明了了，这样来看方剂也就能看明白了。我们看医圣仲景的教言，方剂无非就是开的方、阖的方、枢的方、温的方、清的方、补的方，六经讲的就是开阖枢，在刘力红老师的《思考中医》中阐述得很详细。复杂的是它们之间用了合法、合方而已。总之，有理有法才能驾驭方，所以说正如郑钦安先生所讲医贵明理，学医当以明理为第一要务。

（五）明天地之道而知人道，进而操作人道

"人法地，地法天，天法道，道法自然。"这是老子的一句名言，人人耳熟能详，但可能很多人没有领会到其中的法理。我们中医人一定要知道其中甚深的意义。老子指出了我们人应该效法天地，而天地应该效法道，天地是按道的规律在运作。而这个道究竟是什么呢？那我们就要回到群经之祖《易经》上面来。《易经》怎么来的呢？清代刘沅在《周易恒解》有言："天洩图书，以开圣人之智，圣法天地，而立卦爻之文。于是万象咸包，万理咸具，而天下后世，性命伦常之事，幽明始终之情，莫不毕范于斯矣。"其讲了《易经》的由来，《易经》是万象咸包，万理咸具，没有什么是不在其范围之内的。而道是什么呢？道就是《易经》中的理。文中还讲："一理也，而天地人物莫不由之，故曰道。其散为万殊者，其归于一本者也。人为万物之灵，其气得阴阳之正，而其性即天地之理。穷理尽性以致于命，则人一天地，而凡万事万物，悉有以得其中和。"这里给道下了定义，道就是理，亘古不变的理，所以我们经常讲的道理即此义。天地都要

遵循此理，那么天地间的万物包括人也要遵循它，人与万物的区别只是人得了阴阳的正气而生，所以能为万物之灵。

那么我们看看《易经》中阐述了什么样的理，天道遵循着一个什么样的规律呢？"《易》道统于乾坤，而乾坤之功用在坎离，坎离不交，则乾坤亦为死物。故上经首《乾》《坤》而终《坎》《离》，以明天地之体用也。下经首《咸》《恒》而终《既济》《未济》，以明人道之阴阳。天地以坎离为功用，而太极之理气自全，人道以坎离为生化，而阴阳之真不固。"（出自《周易恒解》）。《易》道出了天地的功能是怎么产生的，那就是坎离相交而万物化生。如果坎离不相交，天地亦为死物。真可谓一语道破天机。坎是水，离是火，坎离相交就是水火相交，也就是阴阳相交，在人体就是心肾相交。在《黄帝内经》中讲："水火者，阴阳之征兆也。"刘沅讲："水火者，阴阳之大用也，天地之精神也。"天地没有一刹那是不相交的，阴阳没有一瞬间是不相和的。其又讲："阴阳又互为其宅，互为其根，阳中有阴，阴中有阳，阴阳曲伸消长而生五行。子时一阳生，一阳二阳三阳，阳盛于东而木旺，午时一阴生，一阴二阴三阴，阴盛于西而金生。"河图之四象就是这样排列的。而土是天地相交而产生的，是天地的中气，又称为太和元气。元气运于中央，四象之内皆有土在，所以又称土为五行之主也。

天地的妙用就在于水火，万物皆由其所生。刘沅讲："未有《易》前，《易》在天地，既有《易》后，天地在《易》中。"要知天地的奥秘，只需在《易》中求。阴阳流行、消长、进退遂有五行，五行其实就是一阴阳而已，一把五行放到四时当中，那么天地的功用就展现出来啦！那即是《黄帝内经》所讲的春生、夏长、秋收、冬藏！所以老子讲的"道生一，一生二，二生三，三生万物"，也是此理。

那么天道如此，人道是什么样的呢？前面讲了易中有道，道中有理，这理是万事万物所遵循的，没有什么可以逃脱得了，人自然也在其中，人只是受了阴阳的正气所以为万物之灵！刘沅讲："人之生也，秉天地气化之正，得乾坤之正气，即坎离之真精也。天地生六子，而坎离独得乾坤中气，金木则水火之精华耳。纯阳纯阴者，天地；阴阳互宅者，日月。天地无功，以日月为功，故人得日月之华而生。"这里道出了人与天地日月的关系，要知人体生命的功用就要知天地的功用，人体这个小宇宙完全是在按照天地这个大宇宙的规律在运行。天地的功用是坎离，日月；人体的功用也是坎离，水火，到五脏就是心肾，用一个统一的名相来讲就是阴阳。

清代医家郑钦安受其影响，在其《医理真传》自序中讲："学医于止唐刘太老夫子，指示《黄帝内经》《周易》太极，仲景立方立法之旨。余沉潜于斯二十余载，始知人身阴阳合一之道，仲景立方垂法之美。"接着又讲："乾坤六子，长少皆得乾坤性情之偏，唯中男中女，独得乾坤性情之正。人秉天地之正气而生，此坎离所以为人生立命之根也。"道出了坎离在人生中的重要性。又讲："故子时一阳发动，起真水上交于心，午时一阴初生，降心火下交于肾，一升一降，往来不穷，性命于是乎立。"道出了性命之所以能立就是在心肾相交，坎离既济的前提下。后又讲："乾分一气落于坤宫，化而为水，阴阳互根，变出后天坎离二卦，人身赖焉。二气往来，化生中土，万物生焉，二气亦赖焉。"这里讲了坎离相交后产生了中土，即生出了后天。这是人道，从这里可以看出人道与天道是一致的，明天道近而操作人道。在人体中坎离无一刻不相交，无一刻不相合，水火既济才是生命的常态。一切疾病都是建立在坎离不能既济，水火不能相交的前提下，产生了阴阳的偏盛偏衰，我们的目的就是让其恢复既济、相交的状态，达到阴阳平衡，阴阳自和，还其常人的状态罢了。

《黄帝内经》是中医的重要著作，医从这里开始，一开始就达到了鼎盛时期，但其中讲病的并不多，很多是讲天地的规律，通过讲天道来应人道。《素问·举痛论》曰："善言天者，必有验于人；善言古者，必有合于今；善言人者，必有厌于己。"意思是说，善于谈论天道的，必能应验于人事；善于谈论历史的，必能应合于今事；善于谈论人事的，必能结合自己的情况。中医学强调天人一体，故常以自然界变化的道理来印证人体生命活动的机理，自然界的阴阳更迭、消长胜复，可在人体的生理病理变化中得到印证。古今理事不二，借古可以鉴今，先哲有云"以史为镜，可以知兴替"，言古人的经历得失，可以作为当前的借鉴。人是要与天地一致的，如果不一致会出现什么情况？《黄帝内经素问》的运气七篇就是讲天地间气候变化对人体的影响，无处不体现出天人合一的思想。

《黄帝内经》都在讲其常，知其常而达其变。其重点不在于教会你治某一个病，而是教你去认识所有的病，见病能知道源。《素问·上古天真论》：

上古之人能够度百岁乃去，那是遵从了天地的法则，文中这样描述："上古之人，其知道者，法于阴阳，和于术数，饮食有节，起居有常，不妄作劳，故能形与神俱，而尽终其天年，度百岁乃去。"而今时之人半百而衰，就是违背了天道的结果。其中讲了真人、至人、圣人、贤人分别怎样来实现天人合一的，合的程度不同就有不同的结局。而在《素问·四气调神大论》则完全讲了春夏秋冬四季天地是呈现的一个什么象，人应该怎么与其相应，不相应则会出现什么问题。而这个象的背后是一个什么样的理呢？或者说是什么力量在操纵这一切呢？那就是阴阳。文中讲："夫四时阴阳者，万物之根本也，所以圣人春夏养阳，秋冬养阴，以从其根，故与万物沉浮于生长之门。"其实道出了万物都统辖于阴阳之下。又讲："阴阳四时者，万物之终始也，死生之本也，逆之则灾害生，从之则苛疾不起，是谓得道。"

万物的开始与结束、生与死都是阴阳变化的结果，那么阴阳各有什么功能呢？在《素问·生气通天论》中有讲，就这个篇名就蕴含了玄机，"生气"乃生生之气也，是与天相通的，也就是与天相通才会有生生之气，医者不就是在找这个生生之气吗？找到天并与其相通就行了。"阴者，藏精而起亟也；阳者，卫外而为固也。"这是对阴阳的定义，阴是阳封藏的状态，精是阳的高度集合体的物质，合起来讲，阴就是阳高度集合起来的精微物质形态。二者的关系如何呢？文中讲："阳气者，若天与日，失其所，则折寿而不彰，故天运当以日光明。"用比喻的形式道出了阳的地位，就好像天和太阳一样，对万物的意义如此之大。

而在《易经》中讲："天尊地卑，乾坤定矣！"天与地是以天为尊，日与月是以日为贵，而阴与阳的关系自然就是阳为主，"阴平阳秘，精神乃治"。《黄帝内经》就是这样慢慢从天道过渡到人道，天地之道是阴阳，效法于阴阳，万物都这个理，人自然在其中矣，人道也就是阴阳。所以在《素问·阴阳应象大论》中讲："阴阳者，天地之道也，万物之纲纪，变化之父母，生杀之本始，神明之府也，治病必求于本。"这个"本"就是阴阳，本于阴阳的和合，本于阳主阴从。再讲："天地者，万物之上下也，阴阳者，血气之男女也，左右者，阴阳之道路也，水火者，阴阳之征兆也，阴阳者，万物之能始也。"这里把天地、水火、男女、都放到了一块，他们之间有着共性。一言以蔽之，学经典重在明天道、知人道，进而操作人道。

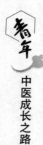

（六）中医不仅认识疾病，更认识生命

现在社会上对健康问题是怎么考虑的呢？人生病了就到医院找医生，在医生的指导下做一些检验、检查，进而以检查为依据明确诊断为什么病。一旦病被确诊，人貌似就不那么重要了，主要以数据说话，眼见为实。再按这个病的发病机理给予相对应的药按疗程服用，少则几天，多则终身服药，服药期间可能还要做一些相关的检查作为调整药物的依据。只要知道病名，此病的发病原因、机理、体征、症状、如何治疗都是一一对应的，非常清晰。西医进入中国以来，每一个中国公民都这样被训练，这是现代人的科学思维，西医的思维，也成为潜意识的思维，西医这一点很成功。

学习中医的人在学中医之前也是这样被影响得根深蒂固，到了大学之后还要接受正规的西医教学，从解剖、诊断、生理、病理以及各个级别的子学科。这样一套思维五年本科学下来就变得牢不可破，整个学科特点都是以病为中心，比如说肝病中心、肾病中心、脑病中心，等等。在学习中医的时候自然就把这种思维无意识地用起来了，大家更接受西医对病的认识，就千方百计地用西医在病上的解释，在中医中找能与之相对应的方和药。常规的如高血压一般是肝阳上亢，治疗就平肝潜阳、镇肝息风，肺炎就清热解毒，肿瘤就清热解毒、活血化瘀，等等。现在西医的病名有两万多种，可谓非常详细，相比之下中医就没有这么多，这就很难让人信服。而且中医的思维一时半会儿也不能建立起来，那只能是被西医左右，在西医理论的指导下用点中药，不伦不类，既不是中医，也不是西医。诸多中医人是这样走过来的，诸多学子又跟随其后，传承下来的多是失望和沮丧。我实习的时候跟随一个老师，本身是中医博士，正在攻读西医的博士，一边要临床工作，一边要读书还要学习英语，很辛苦。他很痛恨中医，认为就是中医把他害了，"当初我要是学的西医，现在已经是西医专家啦，就不用这么辛苦！"所以他把自己的痛苦经历告诉我："一定要跟中医划清界线，不然你这辈子都会被害的很惨。"

那么中医究竟是什么样的医学呢？中医是一门认识生命规律的医学，这种生命规律是宇宙间一切生命所遵循的规律，谁也逃脱不了，万物所共有，自然人也必须遵从。因为它是永恒不变的，古人给了他一个名称，叫作"道"。生命的大道，天地万物所共有。当生命能与这种规律相合时生命就是健康的，中医叫作"天人合一"。如果相违就会失去和，那么根据失和的轻重，时间的长短就会有不同的证出现，进而病也就呈现出来。我们根据证可以找到在什么时候什么方位失和了，就能给出相应的调整方法，中医就叫作"辨证论治"。证的集合就可以归纳到病上，如发热、恶寒、身痛可以归到太阳病的范畴。

中医的病与西医的"病"是有不同内涵的，中医的病所含的信息包括时间与空间的内涵，比如上面说的太阳病的内涵，还有少阳病、阳明病、太阴病，等等，它们之间还有合病。中医的病定了后面的法、方、药也就随之而出来了，医圣仲景的《伤寒论》六经辨证讲的就是这个。而如果只是给中医一个西医的病名，大夫是没法开药施针的，比如说西医的冠心病、高血压、糖尿病，等等，这些病名中不含有中医需要的信息——时间信息、方位信息，所以不能直接立法、开方开药。还要通过四诊去采集我们所需要的信息。

可如果当下的中医人硬要跟西医的病扯上关系来开方开药，结果就是令人大失所望，自己对疗效不满意，患者对疗效也不满意，最终归结为现在的大病中医也治不好，也没什么疗效。查遍古书也没有这个病的记载，更没有方药可用，成了古人不生今人病，古人不识今人痛。也许古人确实没有生今人病，因为古人与天地失和的程度没有今人这么严重，从穿着、饮食、起居、寒热调适一看便知。但中国人的智慧一向是知其常达其变，求其同察其异，掌握住了理，象无论怎么变，万变也不离其宗。病再多也是阴阳所化生，病之怪异也呈现出当今之人生活之怪异，自然也就见怪不怪。中医人应从其证而查其背后之理，自然能找到缘由，自然能有解决之法。不管病有多少种，有多么严重，都是破坏了生命运行的机制所造成的，我们只要把障碍生命机制的东西拿掉，证就会消失，病自然就会消失。

古人展示给我们的是一个铁的定律，抓住了这个不变的东西，我们才能应万变。要是从病的角度那是千变万化的，这一个病没有弄清楚另外一个病又生出来了，无穷无尽，永远没有止境。在临床上就是这样的，我会遇到一些听都没有听过的病，患者会问你治过这样的病吗？我说我还是第一次听，但是不妨碍我治疗啊。前一段时间治疗一个患者，全身性脉管炎、

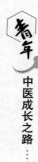

哮喘、冠心病、反流性食管炎、高血压、脉管炎引起的肾炎，好几种病，在治疗了几个月后，血压正常了，尿蛋白、肾功能都正常了，激素减到了每天 1 片，以前吃 8 片，停了好几种西药。患者说身体又恢复到了几年前没有病的时候，她问我她的病是脉管炎吗？我被问住了，因为我忘了她有些什么病，马上翻看第一次的病史，告诉她被诊断了就是吧。她又说西医说脉管炎是治不好的，但是现在却好了很多。她的诊断是在北京大医院住院诊断出来的，那是最权威的，是错不了的。但在我这里自始至终就没有考虑脉管炎怎么治，只是从证入手，随证治之，让人体慢慢恢复罢了，病也就有了变化。你要是问我脉管炎怎么治我还是不知道，因为我认为，从根本上来讲，中医不单是一门去认识疾病的医学，更是一门去认识生命的医学。

（七）从太阳论治小儿咳喘

在小儿病当中，小儿咳喘占了一个很大的比例。俗称小儿科为"哑科"，因为小儿无法像大人一样问诊，造成了小儿病在诊治上有一定的困难。但从小儿生理特点来看，又决定了小儿病的简单。只要在治疗的过程中无伤其生长之机，则预后良好，若伤其生机则预后不佳。

1. 小儿生理特点

按照《黄帝内经》的划分，女子 14 岁以内、男子 16 岁以内为儿科。《黄帝内经》讲："女子二七而天癸至，任脉通，太冲脉盛，月事以时下，故有子。"具体的时间就是来月经之前。"男子二八，肾气盛，精气溢泄，阴阳合，故能有子。"具体的时间为自然泄精也就是遗精之前。现在早熟的现象比较严重，年龄多数向前提了，女子在十一二岁之前，男子在十三四岁之前。从经典当中可以看出人的生长发育都是先天肾气在推动，肾气由弱到强，身体也由弱到强，再加上后天饮食精微之气，共同协同完成。肾气由弱到强这是一个自然生长的过程，从理上讲不用过多的人为关注，但先天性疾病除外。

2. 小儿发病特点

小儿主后天的脾胃系统、司呼吸的肺系统易被损伤，因为此时的五脏系统发育未健全。所以常见的小儿病，多以呼吸系统疾病咳喘和消化系统疾病积聚、腹泻为多。另外，小儿形气未充，抵御外邪能力较弱，所以易伤风，小儿为纯阳之体，生长机能旺盛，邪正交争剧烈，故症状发展迅速。小孩脾胃娇嫩，多食则易损伤脾胃形成积食，食凉则易损伤脾胃阳气导致消化减弱，营养不良，久而久之则面黄肌瘦。

3. 小儿咳喘病机与治则

古人讲："要想小儿安，常带三分饥与寒。"在穿着上不要太多而大汗，也不要太少而伤寒，但适中总是很难把握，所以呼吸系统的疾病位列首位。小儿为"纯阳之体"是描述其生机之旺，并非阳气最足最强，生长之机自然是向外向上的。小儿受了寒邪之后，就会抑制了这种生长势能，寒是主收引的，是向内的。《黄帝内经》讲："从则治，逆则乱。"那么在治疗上就应以疏散风寒为主，而不应戕伐生机，损伤了阳气，则预后较差，易形成大病。《伤寒论》中，太阳病篇论咳喘最多。如《伤寒论》第40条："伤寒表不解，心下有水气，干呕发热而咳，或渴，或利，或噎，或小便不利，少腹满，或喘者，小青龙汤主之。"其中描述的干呕、发热、咳、渴、利、小便不利、喘，皆因为心下有水气，为什么心下有水气呢？那是因为伤寒表不解。第41条："伤寒心下有水气，咳而微喘，发热，不渴，服汤已渴者，此寒去欲解也，小青龙汤主之。"咳喘的原因还是心下有水气。第43条："太阳病，下之微喘者，表未解也，桂枝加厚朴杏子汤主之。"这里直接告诉我们喘的原因是表未解。

通过上面的条文，我们可以看出咳嗽或者喘的主要原因是心下有水气。心下的水气是怎么来的？最直接的原因就是太阳受寒表未解。心下的位置大概就是在剑突下，也就是胃的这一块区域。按三焦的划分，这里属于中焦。上焦如雾，中焦如沤，下焦如渎，这是三焦的特点。《素问·灵兰秘典论》云："三焦者，决渎之官，水道出焉。"《灵枢·本输》亦云："三焦者，中渎之腑也，水道出焉，属于膀胱，是孤之腑也。"从功能上讲三焦是主气化，是水运行的通道。我们着重看一下中焦，也就是《伤寒论》中讲的心下这个区域。《灵枢·营卫生会》讲："此受气者，泌糟粕，蒸精液，化其精微，上注于肺脉，乃化而为血，以奉生身，莫贵以此……命曰营气。"这讲的是中焦的功能。《灵枢·痈疽》又讲："中焦出气如露。"通过经典，我们看出了中焦与肺的关系非常的密切。"中焦如沤"是个什么样的状态呢？其实就是半水半气化状态，就是"中焦出气如露。"太阳主一身之气化，主要是皮毛的气化，像一个圆圈。而三焦的气化是上下的气化。太阳的气化受到影响以后，也就会影响到三焦的气化，对中焦半气化半水状态的影响最快，稍凉一点则水多，稍热一点则气多。所以中焦成了最容易影响到的地方。受寒后有形的水多了，就占据了中焦的空间。中焦是人体上下的枢纽，是饮食的枢纽，也是呼吸的枢纽。呼由肺，吸由肾，中间有了水气，肾主吸纳不能吸到底，所以喘证发作或咳嗽、利、干呕等一系列的问题都会发生。

医圣仲景用小青龙汤主之，小青龙行云布雨之方，重新恢复气化的状态。太阳受寒以后，心下易形成水气，所以在饮食上也得注意，在桂枝汤后面有禁生冷、黏滑、肉面、五辛、酒酪、臭恶等物。这一类东西都是会影响中焦气化而形成水饮之邪。而在《伤寒论》第75条："发汗后，饮水多必喘，以水灌之亦喘。"这里饮水多、以水灌之都是直接增加了中焦的水饮，所以必喘。我在临床上接诊过很多哮喘的孩子，可以说都是因为太阳病误治，或者是饮食上没有注意，最后在中焦形成了大量水饮，让咳喘久治不愈。刚起初的时候也还是棘手，但是随着慢慢深入了以后，也就弄清楚了这个病的病机。那么在治疗上，首先就是完成太阳的气化，其次是完成三焦的气化。当内外气化都能顺畅进行，则水饮可化，心下之水气可除，则咳喘可定矣。

除此以外，《伤寒论》中也有大青龙汤的喘症，但是在临床当中，大青龙汤的喘证相对较少。

（八）月经病心得

妇科的问题主要涉及经带胎产，而月经又为之基础。月经正常则胎产亦顺，胎产不顺者多数月经亦不正常。

1. 月经的形成机制

《素问·上古天真论》中讲："女子七岁，肾气盛，齿更发长，二七而天癸至，任脉通，太冲脉盛，月事以时下。"

首先，来看"天癸"。什么是天癸呢？在十天干中，壬癸北方水干也，壬为阳水，癸为阴水，天癸可以说是天水，天水又作何解？这一篇的篇名叫作《上古天真论》，天水可以说就是这里讲的"天真"。什么是天真？先看真，《黄庭经》说："积精累气以为真。"《老子》说："其中有精，其精亦真。"天真讲的是天的精气。《素问·阴阳应象大论》曰："天有精，地有形。"《灵枢·决气》讲："常先身生，是谓精。"精是生命的源头。天真就是讲生命来源于真精。真精就是由先天化生出来的精气，天癸也就是先天化生出来的肾精。而肾脏是化生天癸、贮藏肾精、贮藏癸水的器官。女子到了14岁，由先天化生的肾精癸水充满了，所以天癸就来了。

其次，来看"太冲脉盛"。冲为五脏六腑之血海，脏腑之血皆归冲脉。然血气之化，由于水谷，水谷盛则血气亦盛，水谷衰则血气亦衰。而水谷之海，又在阳明。冲脉之血由阳明水谷所化，故阳明胃气为冲脉之本也。故月经之本所重在冲脉，所重在胃气，所重在中土。任脉如同水沟，先天所化之精气，以及后天之气血不足时，则沟中无水。精气、气血足时则冲任流通，经水应时而下。从这里可以得出影响月经的有两个因素，一个是天癸，一个是后天之血气。二者俱足，则任脉通，二者不足则任脉不流通也。而先天所化之肾精，亦要靠后天之供给，后天无先天则不生，先天无后天则不强。所化先后天之精血都依赖于后天也。所以郑钦安讲："一切元阴元阳皆在中宫上求。"

古人将月经名为"月信"，不止命名确切，而月经之有无、多少、迟速，以及一切治疗之原委，无不包括于"信"字中。"夫五行土犹五常之信也。若中土失其主信之道，则以妄为常，如人无信行，全赖狡诈以成家，君子不为也。大抵妇人口患此者，性情亦必乖张。"（《女科要旨》）。陈修园也强调了中土对月经的重要性。《黄帝内经》云："二阳之病发心脾，有不得隐曲，女子不月，其传为风消，其传为息贲者，死不治。"二阳乃足阳明胃脉也，胃为仓廪之官，主纳水谷。如果胃失职是什么造成的呢。是由心脾引起的，女子有不得隐曲之事，抑郁不舒，则心不能生血，血不能养脾，脾又影响于胃，则胃不能受纳。故说胃病发心脾，或者思虑过多，直接伤脾，脾不运则胃不纳也，自然气血生化不足也。在《医理真传·卷四》讲："中也者，生化精血之所也。言调经之大主脑也。"

2. 月经病病机与治则

在月经病中虽有胞宫受寒、寒凝血滞而血不行形成的延迟或量少，治

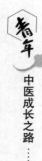
以温经散寒；亦有天暑地热，经水沸溢而出现的经前或量多，治亦清热养阴，调理经脉；然则更多者是伤其根本，精血化生不足引起。当下社会女性工作繁忙，思虑过多，饮食寒凉或饮食不节、暴饮暴食，损伤中土者较为多数，形成脘腹胀满，食纳减少，形成土郁不舒，后天气血生化无源。或熬夜晚睡，精之不藏，久之精亦不足，癸水减少，亦影响经事。治疗中亦常顾根本，注意调摄饮食起居，方可万全。

（九）对失眠的思考

睡眠是一个影响健康的重要因素，门诊中失眠的病人也非常多。要治失眠，首先要明白睡眠的机理。下面结合经典所述谈下自己的相关认识。

1. 阳入于阴

"夫邪气之客人也，或令人目不瞑不卧出者，何气使然？"（《灵枢·邪客》）邪气侵犯了人体，有时使人不能闭目入睡，是什么原因造成的？黄帝以发问的形式问岐伯人失眠的原因。"阳气尽阴气盛，则目瞑，阴气尽而阳气盛，则寤矣。"（《灵枢·口问》）入夜之后，阳气已尽入于阴分，所以能够安静地睡眠；到黎明时阴气将尽，而阳气渐盛，就会清醒了。这是正常睡眠的机理。

睡眠与自然界、人体阴阳之气的盛衰密切相关。《灵枢·口问》云："卫气昼日行于阳，夜半行于阴，阴者主夜，夜者主卧。""阳气尽，阴气盛，则目瞑；阴气尽而阳气盛，则寤矣。"讲了卫气昼行于阳，人即醒寤，夜行于阴，人即睡眠，所谓"气至阳而起，至阴而止"，从营卫讲睡眠的机制。

《黄帝内经》中并举老人与少壮之人的精力和睡眠情况为例加以说明，认为少壮之人气血旺盛，营卫和调，昼则行于阳，阳分气盛，阳主动、主兴奋，故白昼精力充沛；夜则行于阴，阴分气盛，阴主静、主抑制，故夜晚睡眠良好。老人气血虚衰，营卫失调，昼不行于阳，夜不行于阴，故白天精力不足，晚上睡眠不佳。

《灵枢·大惑论》亦指出："卫气不得入于阴，常留于阳。留于阳则阳气满，阳气满则阳盛，不得入于阴，则阴气虚，故目不瞑矣。"这是从营卫讲失眠的机理，其实就是阳不入阴。《黄帝内经》用半夏秫米汤治失眠，以及后世用《金匮要略》桂枝加龙骨牡蛎汤治疗失眠，均是引阳入阴，让阴阳合和。

半夏秫米汤专为不寐而设，本方由半夏、秫米二药组成，药味简单而意旨深厚。半夏性温味甘能通阳，降逆而通泄卫气，李时珍《本草纲目》言半夏能除"目不得瞑"。秫米性味甘凉，能养营益阴而通利大肠。李时珍说："秫，治阳盛阴虚，夜不得眠，半夏汤（即半夏秫米汤）中用之，取其益阴气而利大肠也，大肠利则阳不盛矣。"使用本方时用"流水千里以外，扬之万遍"者，即后人所谓甘澜水，意谓其源远流长，能荡涤邪秽，疏通下达，取此煎药可以调和阴阳。半夏、秫米合用，而助以甘澜水，使本方有通有补、有升有降，共成补虚泄实、沟通阴阳、和利营卫之功。故凡失眠病证，皆可以此方为基本方治疗，对后世临床失眠病证治疗产生了较深远的影响，后世方书及历代医家屡有记载，许多治疗失眠的传世之方也是以此为祖方，故有"失眠第一方"的称号。

还有《灵枢·邪客》曰："厥气客于五脏六腑，则卫气独卫其外，行于阳，不得入于阴。行于阳则阳气盛，阳气盛则阳陷（陷，《太素》《甲乙经》作"满"），不得入于阴，阴虚，故目不瞑。"对"故目不瞑"，张介宾曰："卫气昼行于阳，夜行于阴，行阳则寤，行阴则寐，此其常也。若病而失常，则或留于阴，或留于阳，留则阴阳有所偏胜，有偏胜则有偏虚，而寤寐亦失常矣。"卫气不能入于阴分，经常停留在阳分，就会使卫气在人体的阳分处于盛满状态，相应的阳脉就偏盛，卫气不能入于阴分，就形成阴气虚，阴虚不能敛阳，所以就不能安睡。还是讲阳不能入阴。

除此以外，《素问·逆调论》还讲："阳明者，胃脉也，胃者，六腑之海，其气亦下行。阳明逆，不得从其道，故不得卧也。"谈"卧不安"，张介宾曰："反复不宁之谓。今人有过于饱食，或病胀满者，卧必不安，此皆胃气不和也。"胃失和降，阻碍卫气运行，胃气不和，扰乱心神，神气不得安舍，则使人难以入睡，即《黄帝内经》所谓之"胃不和则卧不安"。对其治疗，李中梓《医宗必读》指出可用"橘红、甘草、石斛、茯苓、半夏、神曲、山楂之类"。程国彭《医学心悟》指出："有胃不和卧不安者，胃中胀闷疼痛，此食积也，保和汤主之。"

综上所述，睡眠可以简单概括为阳入于阴，睡眠仍阴阳合和之象也，不能寐则阴阳不能和。

2. 心肾相交

在天地之间，最大的阴阳是天地，而在人体是水火，是心肾，睡眠就是水火既济，心肾相交。子时一阳生从少阳而太阳，午时一阴生，从少阴而太阴。子午乃阴阳转换之时，亦阴阳和合之时。中国文化讲究睡子午觉，是为了让人停下来，把生命交给天地完成阴阳转化，阴阳和合，阴阳和合后就能成为平人。《黄帝内经》讲："平人者不病也。"

要心肾相交都要些什么条件呢？或者说有哪些因素能对心肾相交产生影响？

第一，心火要能下降。心属火，在卦为离卦，就是离火能下降。心脏属火，其性炎上，这是其自然的属性，但在人体火要下行。为什么呢？火在八卦中为离卦，离中为虚，离火怎么来的呢？乾坤交媾化生六子，离是坤之二爻乘以乾之二爻而生的中女。离是以乾为体，而离中阴爻是与阳爻同居完成阴阳和合。乾在上，坤在下，离中之阴爻，来自在下的坤卦。子曰："同声相应，同气相求，水流湿，火就燥，云从龙，风从虎，圣人作而万物观，本乎天者亲上，本乎地者亲下，则各从其类也。"这里讲到了同气相求，同声相应。离中之阴爻来自坤卦，与坤同气，所以二者能相求能相应。本乎地者亲下，所以离自然有下行的作用。老子《道德经》第四十章中讲："反着道之动，弱为道之用。"所以火在人体中能下行，与其自然属性相反，这完全是道的作用。离卦由二阳爻、一阴爻组成，阳多于阴，按理是离主升，阳多则升，阴多则降。而在人体离是下降的，那是因为离以乾为体，以来自坤中的阴爻为用，正常情况下体是不动的，动的是用。正如老子所讲"弱为道之用"，离中之阴与阳比，一阴不胜二阳，正是弱阴，而这一弱阴爻恰恰为用。如果体动则表现的是自然属性，火就向上，形成火曰炎上，那么水火就不能既济，心肾也就不能相交了，故只有离中之阴爻得用才符合天道。临床中围绝经期的妇女出现围绝经期的症状，反复潮热出汗，就是离中之阴不得用，显现出一派阳热之性。

离火不降之失眠，在上为一派火象，口干舌燥，心烦气躁，出汗多，舌尖起疮，舌红无津，口唇红，潮热盗汗。所谓阴虚，正是离中之阴爻虚也，在用上出了问题，体现不出其功能，所以体就展现出来，火曰炎上，呈现出火热之势，灼伤阴液则口干舌燥、舌红唇红等，脉象多以左寸滑大数，或汗多则脉沉弱。火在上所以灼伤津液，这种失眠多数是年龄较大者，特别是围绝经期的女性为多。仲景则用存阴、育阴、化阴之法。

《伤寒论》第118条"火逆下之，因烧针烦躁者，桂枝龙骨牡蛎汤主之，此方仍潜心阳，离下降之法也。"第303条"少阴病，得之二三日以上，心中烦，不得卧，黄连阿胶汤主之。"此乃补离中之阴之法也。

第二，肾水能上升，肾水在卦为坎，故经常也称之为坎水，肾水上升就是坎水上升。

坎卦亦是同前之理。若坎中一阳爻弱，不能用了，那么坎水则为死水，无法被生命所用，水的自然属性就会展现出来，水就润下，水就湿。大自然的水如果不能蒸发上升，则不能形成了雨露，那么万物也就得不到滋养，自然也就无生命可言。我们看北方的冬天，天寒地冻，水不上升，万物一片死寂之象，但是冬季还并非坎中无阳之象，只是阳被潜藏了而已。坎卦中的阳为用亦是天道之用也。坎水不升，水火亦不能既济，心肾不能相交，心火得不到水的清凉也生烦躁。如《伤寒论》第69条："发汗，若下之，病仍不解，烦躁者，茯苓四逆汤主之。"这里的烦躁是因为水不升也，故用温阳升水法。

郑钦安《医理真传》中讲："坎中之一阳乃人生立命的真种子，诸书称为真阳，一名相火，一名命门火，一名龙雷火，一名无根火，一名阴火，一名虚火。"在《黄帝内经》中讲："君火以明，相火以位。"相火只有在其该有的位置上，才能发挥其化育之功，若是在离位则多称之为虚火。位与时经常是分不开的，守时也就能得位，不守时往往就会错位。临床中当然有很多不守时的生活习惯，久而久之形成了错位，相火不在其位，火的自然属性就是上炎的，当然火就往头上走，火是气，气行则血行，气血皆聚于脑部而不下行，也无法入睡，形成失眠，时间久了也会形成高血压。这一类的失眠往往是年轻人，要么是工作所迫，要么是不良生活习惯造成，凌晨两三点才睡觉，甚至更晚。这就是不守时导致相火离位，临床表现晚上亢奋，平时易上火，伴有头胀头痛，脉象多浮大有力。治疗上则应引火归原，引阳下行，使相火归位，潜阳丹、封髓丹加减运用。钦安卢氏有引龙潜海之法专为此火而设，临床中也很常用。

第三，心肾相交的路线即场所要畅通，即中焦畅通无阻。

就像一对恋人要相见，但约会的地方没有了，如何能相见呢？心肾相交、坎离既济的地方就是中焦，就是脾胃所在的地方。路线畅通就要脾胃的功能正常，脾能正常地升，胃能正常地降。若脾不正常，则会表现为太阴病。"太阴之为病，腹满而吐，食不下，自利益甚，时腹自痛，若下之，必胸下结硬。""阳明之为病，胃家实是也。"胃肠的正常功能是胃实而肠虚，肠实而胃虚，更虚更实的状态，若病了则胃肠皆实，仍成阳明病。《伤寒论》第 201 条："阳明病，脉浮而紧者，必潮热，发作有时，但浮者，必盗汗出。"潮热盗汗是失眠病人常伴有的症状。第 207 条："阳明病不吐不下，心烦者，可与调胃承气汤。"心烦也是失眠病人的常有症状。"第 221 条："阳明病，脉浮而紧，咽燥口苦，腹满而喘，发热汗出，不恶寒反恶热，身重。若发汗则躁，心愦愦反谵语，若加温针，必怵惕烦躁不得眠。若下之，则胃中空虚，客气动膈，心中懊憹，舌上胎着，栀子豉汤主之。"第 238 条："阳明病，下之，心中懊憹而烦，胃中有燥屎者，可攻。"第 239 条："病人不大便五六日，绕脐痛，烦躁，发作有时者，此有燥屎也，故使不大便也。"其中提到最多的就是烦，心烦，懊憹，烦躁，这些都跟心有关系的症状。《说文》讲"烦"从页从火，页表示与头部有关，热头痛也。以上都证明了阳明病，也就是胃肠系统功能的不正常影响了心火的下降，所以出现了烦。这就造成了心肾相交的困难。所以《黄帝内经》讲"胃不和则卧不安"。睡眠乃心卧也，卧不安乃心不安也。

前面从经典的角度分析过，到《伤寒论》中也是同理。用药则以恢复阳明通降之职，恢复胃肠更虚更实的状态，胃以降为和。在《伤寒论》里面则用大小承气、调胃承气汤治之。阳明与太阴关系密切，实则阳明，虚则太阴。若出现太阴的症状，则按太阴法治之，以桂枝汤加减，或四逆法大温太阴。而在卢门则提炼出桂枝法的加减运用。临床表现为心下胀满，纳差，反酸嗳气，大便不畅，或大便稀溏，面色萎黄或暗黄，舌苔白厚腻或水滑苔，牙印深，口气重，脉象多数右关滞，少数沉细无力。这个时候就要恢复其升降之职，开中化湿、化滞消痞。

■ 四、临证病案举隅

（一）糖尿病足

徐某，男，61岁，广东阳春人。

首诊：患者有糖尿病6年，右侧糖尿病足1年，半年前因右脚溃烂不能愈合纵向切除脚掌内侧二分之一，一直切到脚后跟。切除后半年伤口不能愈合，终日脓血不停，腥臭不堪，在广州住院半年不能出院，后经科室讨论后决定再次行截肢手术，需从膝关节下截除，家人商量后放弃手术治疗，慕名前来阳春服用中药治疗。

现症见：咳嗽，痰多色白，苔白厚腻，面色偏白不够红润，纳可，小便可，大便溏稀，日2~3次，睡眠不好，夜间伤口有疼痛，乏力，稍怕冷，有汗出，脉两寸浮滑带紧，关脉滑而沉取无力，两尺沉弱。

处方：

桂枝尖 15g	生苍术 20g	陈皮 15g	法半夏 20g
白芷 15g	菖蒲 20g	紫菀 15g	杏仁 15g
茯苓 15g	桔梗 15g	瓜蒌壳 15g	生姜 30g
炙甘草 5g			

7剂，日1剂，水煎内服。

二诊：上法加减服用两周后咳嗽愈，痰明显减少，伤口疼痛减轻，脓水似少了一些，睡眠有好转，继续在桂枝法中加砂、蔻开中运中，化湿浊。处方如下：

桂枝尖 15g	生苍术 20g	陈皮 15g	法半夏 20g
西砂仁 15g	白蔻仁 15g	木香 15g	茯苓 15g
南山楂 20g	生姜 30g	炙甘草 5g	

三诊：上方加减服用三周，舌苔白腻减轻，伤口渗水明显减少，疼痛减轻，伤口周边开始干水，在上方的基础上加入党参、黄芪补益中气。处方如下：

桂枝尖 15g	生苍术 20g	陈皮 15g	法半夏 20g
西砂仁 15g	白蔻仁 15g	木香 15g	茯苓 15g

党参 30g　　　　黄芪 30g　　　　生姜 30g　　　　炙甘草 5g

14 剂，日 1 剂，水煎内服。

四诊：服药后胃纳佳，精神明显好转，伤口继续好转，白腻苔明显好转，看中焦湿浊之气已化。改用附子理中汤扶中阳，先后天同温，恢复后天生生化化的功用。处方如下：

白顺片 60g（先煎 2 小时）　　　生白术 20g　　　西砂仁 15g

茯苓 15g　　　　肉桂 20g　　　　党参 30g　　　　黄芪 40g

干姜 35g　　　　炙甘草 5g

五诊：一个多月后水基本变干，开始收口，疼痛明显减轻，食纳增加，睡眠明显好转，大便成形，看到中宫得运，遂改为四逆填精益气，让精气互化，这样一来先后天自强。处方如下：

白顺片 60g（先煎 2 小时）　　　生白术 20g　　　党参 30g

生黄芪 40g　　　西砂仁 15g　　　巴戟天 20g　　　菟丝子 20g

肉苁蓉 20g　　　生姜 50g　　　　炙甘草 5g

按：这个患者从广州转回我院住内分泌科，当时科主任大发雷霆说："广州都搞不定，回我们这里能解决吗？回来也要截肢，服用中药是没有用的。"首诊我判断患者总体上属于阳虚，当下太阳没有解，应先解太阳；其次是中焦寒痰湿较盛，中焦失运，气血生化不足，伤口处自然不能愈合；两尺沉乃肾气肾精皆不足之象，应当填精益气，让先后天同旺，生机自然能起。初诊当时也只是这么个思路，究竟效果会怎么样，不知道，之前没有治过，既然来了就试试吧。按思路先用桂枝法开太阳，同时疏导肺络化痰。前后三个多月的时间伤口愈合就出院了，还有一个意外的收获是血糖也正常了，不用打胰岛素了。我让患者出院后又继续调理了几个月。

此病案给我的体会有二：其一，扶阳法脉对生命认识的深刻、透彻是不容置疑的，临床疗效是经得起考验的；其二，中医在当今的临床疾病上有无限的可能性，临床的关键在于你如何解读生命，如何分析疾病。

（二）霍奇金淋巴瘤（化疗后）

郑某，男性，71 岁，被确诊为霍奇金淋巴瘤 1 年，化疗了 6 次，肺部感染，呼吸衰竭。

首诊：咳嗽，胸闷，气紧，咳少许白痰，纳差，时呕，无食欲，腹部饱胀，无饥饿感，溏便，量少，小便黄，思睡，怕风怕冷，出汗少，乏力，没有精神，面色苍白，贫血貌，消瘦，四肢凉，体重与患病前比减少近30斤，头发稀疏（化疗副作用引起脱发）。舌淡，苔白，脉浮稍紧，中取沉取均无力。

处方：

桂枝尖 15g	广藿香 15g	生苍术 20g	陈皮 15g
法半夏 20g	白芷 15g	石菖蒲 20g	紫菀 15g
杏仁 15g	南山楂 20g	生姜 30g	炙甘草 5g

3剂，日1剂，水煎内服。

桂枝尖辛温，合姜有辛温开表之功用；石菖蒲入海底启微阳，同姜桂可开毛窍，太阳得开则肺之宣发肃降之功自能恢复。加用紫菀疏导肺络，杏仁利肺化痰，广藿香、白芷、苍术芳香化湿，同时运中开中，恢复升降之职；二陈开胸降浊，让清者能升，浊者能降。

二诊：服3剂后胸闷减轻，仍有咳嗽，痰能顺畅咳出，最大的变化是未再呕吐，腹胀有所缓解，食纳好转，气力稍好，舌质由淡变淡红，脉较前稍有力，嘱其上方再服一周。

患者服药后食纳增加已有转机，此为关键点。《黄帝内经》中讲有胃气则生，无胃气则死，病到此处，保命为要，存得一份胃气则存得一份生机。

三诊：服药后开始微微出汗，咳嗽明显好转，有少许痰，精神食纳又有好转，大便溏，小便正常，白天困意减少，晚上睡眠尚可，食后有饱胀感。苔白腻，右脉寸关滑沉取无力，尺弱，左脉细弱。以往浮紧脉消失，说明太阳已开，此时应当加强中宫运化之力，以后天反哺先天。

处方：

桂枝尖 15g	生苍术 20g	陈皮 15g	法半夏 20g
白蔻仁 15g	石菖蒲 20g	紫菀 15g	杏仁 15g
瓜蒌壳 15g	南山楂 20g	生姜 30g	炙甘草 5g

7剂，日1剂，水煎内服。

去掉广藿香、白芷，加入白豆蔻开中，扩胃囊助运化，加入瓜蒌壳宽胸利气。

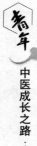

四诊：基本上无咳嗽，无痰，纳好转，开始服用米饭，以往一直食粥，饭后觉腹有胀，大便稀，日二次，睡眠可，仍有乏力。脉大致同前。

处方：

桂枝尖 15g	生苍术 20g	陈皮 15g	法半夏 20g
白蔻仁 15g	西砂仁 15g	木香 15g	南山楂 20g
生姜 30g	干姜 20g	炙甘草 5g	

14 剂，日 1 剂，水煎内服。

加用西砂仁加强开中之力，助胃纳，同时纳气归肾，木香醒脾疏郁，干姜乃脾家之正药，可以温脾，振奋脾阳。

五诊：腹胀感又减轻，胃纳精神好转，久走则乏力，出汗，舌质红润，苔明显减少，脉右关滑带数，左脉弱，两尺沉无力。继续运化中宫，强化后天。处方改苍术为白术，加入党参 30g，黄芪 30g 以补中益气，处方十四剂。

六诊：食纳增加，气力好转，睡眠可，大便成形，时有腹胀，脉略滑沉取无力，两尺弱。

处方：

白顺片 60g（先煎 2 小时）	生白术 20g	党参 30g
西砂仁 15g	陈皮 15g	法半夏 20g	肉桂 20g
干姜 35g	炙甘草 5g	

7 剂，日 1 剂，水煎内服。

用附子大温坎水，肾水沸腾，加强气化，干姜温脾阳，二者相合先后天并补，生白术、党参、炙甘草以补脾土，肉桂温补命门之火，西砂仁可以纳气归肾，亦可让肾气流行于五脏之间，使生机化机自成机制。

七诊：服药后胃纳继续见好，有饥饿感，二便正常，脉较前有力。上方加入补骨脂 20g，温补命门之火，同时温脾暖肾。14 剂。

上方加减服用两月余，患者食纳大增，每餐两碗饭，睡眠好，夜尿一次，气力明显好转，两尺较前有力。面部已有红色，体重增加，同时做 CT 腹部的淋巴结较前缩小。

处方：

白顺片 60g（先煎 2 小时）	生白术 20g	党参 30g

黄芪 40g	西砂仁 15g	淫羊藿 20g	菟丝子 20g
巴戟天 20g	益智仁 20g	生姜 50g	炙甘草 5g

14 剂，日 1 剂，水煎内服。

用四逆之法益气填精，让精气互化，先后二天不断壮大则生机不断。

按： 此患者被确诊为肿瘤，经化疗后正气大虚，中阳受损，后天运化失职，痞满呕吐诸症丛生，后天不固则先天失养，元气终要被消耗殆尽，命将不保。首诊时四诊合参，咳嗽、怕冷、胸闷、脉浮带紧考虑太阳未开，按六经次第应先开太阳同时开中运中，重新恢复人体气化之功能，开中运中饮食可进，水谷得下，命根才能保住。我按以上思路给患者调理一年余，检查全身淋巴结恢复正常，精气神皆恢复到病之前。直到我 2017 年年底离开广东，患者一切正常，每年出国旅游五六次。

我对此病案感触颇多，总结如下：

第一，临床上诊治应按次第入手。《伤寒论·伤寒例》曰："今世人伤寒，或始不早治，或治不对病，或日数久淹，困乃告医，医人又不依次第而治之，则不中病，皆宜临时消息制方，无不效也。"这里提到不依次第而治之则不中病，这里讲的次第就是六经的次第。仲景钦安卢氏医学的传人卢崇汉先生更是强调三阳要把好太阳的关，三阴要把好少阴的关，太阳就是要开，少阴就是要温补。

第二，有胃气则生，无胃气则死。人以胃气为本，《素问·平人气象论》说："平人常禀气于胃，胃者，平人之常气也。人无胃气曰逆，逆者死……人以水谷为本，故人绝水谷则死，脉无胃气亦死。"这里讲到了胃气对生命的意义，水谷对生命的重要性。脾胃同居中焦，以膜相连，形体相依，功能互补，常以胃气代指脾胃之气。脾胃是气血生化之源，为人体后天之本。脾胃之气也称为中气，脾胃属土，我们经常称之为中土。它是化生一切的基础，中土能运、能化、能藏，则生机不断，所以《郑钦安医学全书》中讲："一切元阴元阳皆在中宫上求。"

为什么中土这么重要呢？只看它的功用还不行，还要回到中土是怎么产生的。《医理真传》中"君相二火解：君火，凡火也；相火，真火也。凡火即心，真火即肾中之阳。二火一往一来，化生中气（二火皆能生土，上者生凡土，即胃；下者生真土，即脾。二火化生中土，先后互相赖焉）。"

中土是水火往来产生的，是坎离既济产生的。水火就是阴阳，阴阳要在中土这里和合。所以中既是阴阳和合的产物，又是阴阳和合的场所，中土的重要性自然突现出来。医圣仲景讲阴阳自和者必自愈，阴阳要和就离不开中。刘沅《周易恒解》在中讲道："易道统于乾坤，而乾坤之功用在坎离，坎离不交，则乾坤亦为死物。天地以坎离为功用，而太极之理自全；人道以坎离为生化，而阴阳之真不固。"天地这个大宇宙也是以水火往来，坎离既济为功用，天人合一，人体也应是这样。后面还讲："天地无一息不交，阴阳无一息不和。"阴阳和合是生命存在的基础。讲到土的时候刘沅说："土为天地之中气，有名无质，所谓太和元气，非指块然者也。元气运于中央，四象之内皆有土在。"其道出了土与元气的关系，即土能够藏纳先天的元气，人有胃气则生无胃气则死更是从这个层面来讲的。

第三，《素问·阴阳应象大论》中讲："故积阳成天，积阴成地，阳生阴长，阳杀阴藏，阳化气，阴成形。"明代医家张景岳认为："阳动而散，故化气，阴静而凝，故成形。"阳性热，所以可以化阴为气。阴的特点是主静，阴性凝敛，所以可以凝聚而成形。其实生命就是生物体的气化运动，气化运动的本质就是化气与成形。如从人体病理来说，凡是成形的疾病，一定是阴性的。《灵枢·百病始生》说："积之始生，得寒乃生。"《难经·第五十五难》记载："积者，阴也。"这些经典都讲了有形之物都是阴寒之邪造成的。这句话说得非常清楚明白，治疗任何的"阴成形"的病，必需扶阳气以化阴寒。所以肿瘤的治疗就是恢复阳的气化状态，扶阳抑阴，用阳化阴。

第四，脾为"谏议之官，知周出焉"。谏议之官相当于西医所讲的免疫系统，身体能不能识别身体的癌细胞并且对其进行抑制和消除，就看脾的功能正不正常。那怎么判断呢？首先看脾胃通不通畅，通畅了自然就没有胀满实的证出现。其次看脾胃能不能运化，能运能化就能食得下。最后看它能不能藏，能藏则精气神皆足，命根就能永固。

（三）突发晕厥

我们一直讲要脉证合参按次第论治。可以看到《伤寒论》的篇目，都是以"辨某某病脉证并治"来命名的，都讲了脉与证并治，而且脉放第一位。临床上有舍证从脉，也有舍脉从证，但是我十年的临床体会是脉对临床的指导意义太大了，经常是有一锤定音的作用。下面用案例来说明一下脉一锤定音的作用。

石某，男性，46岁。

首诊（2018年5月30日）：患者于2016年年底出现突发晕厥，20分钟到半小时方能苏醒，其间发生的事情完全无意识，无四肢抽搐，无口吐白沫。行头颅CT、MRI10余次未发现异常，脑电图正常。近一年血压有升高的趋势，最高时150/100mmHg，平时服用降压药。在北京各大医院住院诊治，诊断为晕厥待查。其晕厥在办公室、会议室、电梯、地铁中均有发生，近一年来发作20余次，生活工作均受影响，不敢开车，上下班均要家人接送。平时头晕，行走也不稳。

现症见：精神差，困倦，乏力，嗜睡，打呼噜严重，睡后不精神。咳嗽，有痰，怕冷怕风，颈部出冷汗，出汗后颈特别怕凉，身上无汗，腰后背颈椎紧。进食时好时坏，总体欠佳，腹胀。大便稀，日一次，量少；小便少，偏黄。舌胖大，苔白，齿印深。脉紧，右寸关滞。

腹诊：腹部硬满如鼓状。

处方：

桂枝尖15g	生苍术15g	陈皮15g	法半夏20g
白芷15g	石菖蒲20g	独活15g	紫菀15g
葛根15g	生苦杏仁15g（打碎）		南山楂20g
生姜15g	炙甘草5g		

7剂，水煎服，1日2次。

二诊（2018年6月6日）：好转，无咳嗽，仍有怕冷，肩颈紧，腰疼，纳可，睡眠可，大便溏，腹胀。苔白，脉紧。

处方一：

桂枝尖15g	生苍术15g	陈皮16g	法半夏16g
白芷15g	石菖蒲15g	辛夷15g（包煎）	炒苍耳子15g（打碎）
南山楂15g	生姜15g	炙甘草5g	

3剂，水煎服，1日3次。

处方二：

桂枝尖 15g	生苍术 15g	陈皮 15g	法半夏 20g
白芷 15g	石菖蒲 20g	独活 15g	葛根 20g
南山楂 20g	生姜 15g	炙甘草 5g	

7 剂，水煎服，1 日 3 次。

三诊（2018 年 6 月 13 日）：无头晕，行走较稳，腹胀，乏力，睡眠欠佳，小便少黄，大便溏，口干，不思饮水，怕风怕冷，有汗出。苔薄白，脉紧。

处方：

桂枝尖 15g	生苍术 20g	陈皮 15g	法半夏 20g
西砂仁 15g	木香 15g	白豆蔻 15g	朱茯神 15g
小茴香 20g	石菖蒲 20g	南山楂 20g	生姜 30g
炙甘草 5g			

7 剂，水煎服，1 日 3 次。

四诊（2018 年 6 月 21 日）：肩颈紧痛，嗅觉好转，打喷嚏，腹胀，足跟疼痛，怕风，小便黄不多，大便正常。舌红苔薄白，脉紧。

处方：

桂枝尖 15g	生苍术 15g	陈皮 15g	法半夏 20g
白芷 15g	石菖蒲 20g	紫菀 15g	生苦杏仁 15g（打碎）
葛根 20g	独活 15g	南山楂 20g	生姜 15g
炙甘草 5g			

7 剂，水煎服，1 日 3 次。

五诊（2018 年 6 月 28 日）：上腹部不适，腹胀，累，睡眠可，大便溏肛门痒，有汗出，小便黄，纳一般。右脉寸浮沉取紧，苔白。

处方：

桂枝尖 15g	西砂仁 15g	生苍术 20g	陈皮 15g
法半夏 20g	白豆蔻 15g	木香 15g	南山楂 20g
生姜 30g	炙甘草 5g		

7 剂，水煎服，1 日 3 次。

六诊（2018 年 7 月 11 日）：有头晕，行走不稳，怕风怕冷，睡眠欠佳，腹胀，困，纳可，大小便正常，苔薄白，右寸关滞，左紧。

处方：桂枝尖 15g，生苍术 20g，陈皮 15g，法半夏 20g，西砂仁 15g，白豆蔻 15g，木香 15g，小茴香 20g，南山楂 20g，朱茯神 15g，生姜 30g，炙甘草 5g。7 剂，水煎服，1 日 3 次。

七诊（2018 年 8 月 2 日）：左侧头痛，腹胀，脉沉紧，大小便正常。

处方一：

桂枝尖 15g	生苍术 20g	陈皮 15g	法半夏 20g
白芷 15g	石菖蒲 20g	朱茯神 15g	南山楂 20g
荆芥 10g	川芎 10g	防风 10g	生姜 30g

炙甘草 5g。

3 剂，水煎服，1 日 3 次。

处方二：

桂枝尖 15g	生苍术 20g	陈皮 15g	法半夏 20g
西砂仁 15g	白豆蔻 15g	木香 15g	小茴香 20g
南山楂 20g	厚朴 15g	枳壳 15g	朱茯神 15g
生姜 30g	炙甘草 5g。		

7 剂，水煎服，1 日 3 次。

八诊（2018 年 8 月 22 日）：头痛，腹胀，睡眠欠佳，大小便正常，头晕，乏力。

处方一：

桂枝尖 15g	生苍术 20g	陈皮 15g	法半夏 20g
白芷 15g	石菖蒲 20g	朱茯神 15g	南山楂 20g
荆芥 10g	川芎 10g	防风 10g	生姜 30g

炙甘草 5g。

7 剂，水煎服，1 日 3 次。

处方二：

桂枝尖 15g	生苍术 20g	陈皮 15g	法半夏 20g
白芷 15g	石菖蒲 20g	朱茯神 15g	葛根 15g
生姜 30g	炙甘草 5	南山楂 20g	

7 剂，水煎内服，1 日 3 次。

九诊：偶尔轻微头晕，腹仍有胀，但与起初比缓解不少。太阳得开，腹胀仍有，中土不运，用桂枝法加砂、蔻开中运中。

处方：

桂枝尖 15g	生苍术 20g	陈皮 15g	法半夏 20g
西砂仁 15g	木香 15g	白豆蔻 15g	朱茯神 15g
小茴香 20g	石菖蒲 20g	南山楂 20g	生姜 30g
炙甘草 5g			

上方加减调理两月余，无腹胀，无头晕，患者基本恢复。

按： 此患者有一个很特别的地方，近半年来腹部膨隆，当时如怀孕五六个月的孕妇一样，以往衣服很难穿进去，曾经考虑腹部有肿块，行各种检查未发现异常。初诊的时候我听到这里第一反应就是患者太阴有问题，《伤寒论》有言"太阴之为病腹满"，遂触诊了一下腹部，腹部硬满如鼓状。舌胖大，苔白，齿印深。摸了一下脉，双脉浮紧，很硬，沉取紧。此乃内寒外寒交迫，导致人体气机闭阻所致。遂问其饮食是否贪凉，患者说自己是内蒙古人，一年前喜饮冰啤酒，近一年不敢再喝，平素食素多，蔬菜多以蘸酱生食，其余多数是凉菜。问其一年前可曾受寒，患者讲未病之前身体尚可，只因其岳父住院，遂到医院陪护。因是夏天，夜间睡在走廊里多日，空调太冷，而未盖衣被，被冻醒多次，自己也未曾留意，如此 10 余天亲人出院后自己有怕冷症状出现。就诊时是六月初，患者还穿着三件衣服，还把衣领拉起盖住脖子。

看完之后整个病情就很清楚了，按脉象应先解太阳。按伤寒之治法，太阳应当汗解，但是此人劳累后太阳被寒所伤，正虚邪深，太阳气化障碍，已成寒凝之势；加上三阴内寒，因为脉是紧硬的，沉取亦紧，里寒也甚，只能慢慢温化。治疗中我用桂枝法开太阳就开了几个月，偶尔会温中开中运中。在温太阳的时候患者的证逐步得到了缓解，特别是腹部胀硬满就像是皮球泄气一样，慢慢变软慢慢缩小，怕冷逐渐减轻，身微微有汗。自从服药后晕厥出现过二三次，时间短了，只是在起初，稍后就只有头晕，直到服药七八个月，完全恢复到了得病之前的状态。这是一例在脉上一锤定音的案例，治疗关键点是恢复太阳气化。

（四）青年高血压

刘某，男，33岁。

首诊（2019年2月17日）：反复面部长痘，长期晚睡，经常凌晨三四点入睡，入睡困难。有高血压病史两年多，最高170/110 mm Hg（未服药）。近两年有两次严重肺炎病史，现每到秋冬天则反复咳嗽，迁延不愈。血压高时头胀头痛头晕。

现症见：纳可，时腹胀，大小便正常，耳鸣，时有口苦，偶尔咳嗽，有痰，胸闷，易出汗，怕热。脉浮滑，沉取劲，舌胖大，边有齿痕，苔白腻。

处方：

桂枝尖 15g	生苍术 20g	陈皮 15g	法半夏 20g
白芷 15g	石菖蒲 20g	紫菀 15g	生苦杏仁 15g（打碎）
桔梗 15g	黄芩 10g	瓜蒌皮 20g	辛夷 15g（包煎）
南山楂 20g	生姜 20g	炙甘草 5g	

7剂，水煎服，1日3次。

二诊（2019年2月27日）：无咳嗽，无鼻塞。右寸关滑，左关滑，舌红，苔薄白。

处方：

桂枝尖 15g	生白术 20g	陈皮 15g	法半夏 20g
石菖蒲 20g	西砂仁 15g	紫菀 15g	生苦杏仁 15g（打碎）
桔梗 15g	瓜蒌皮 20g	木蝴蝶 20g	南山楂 20g
生麦芽 20g	朱茯神 15g	生姜 30g	炙甘草 5g

7剂，水煎服，1日3次。

三诊（2019年3月8日）：睡眠不好，晚上入睡3小时左右后就醒，醒后不能再睡，余无不适，脉劲，口苦口干。

处方：

白顺片 60g（先煎2小时）	肉桂 20g	淫羊藿 20g
西砂仁 15g	黄柏 15g	法半夏 20g
生龙骨 30g（先煎）	生牡蛎 30g（先煎）	

朱茯神 15g　　　　生姜 50g　　　　炙甘草 6g

7 剂，水煎服，1 日 3 次。

四诊（2019 年 3 月 16 日）：舌红，脉劲滑。余同前。

处方：

白顺片 60g（先煎 2 小时）　　　生白术 20g　　　肉桂 20g

淫羊藿 20g　　　西砂仁 15g　　　黄柏 15g　　　法半夏 20g

天麻 20g　　　生龙骨 30g（先煎）　　　　生牡蛎 30g（先煎）

朱茯神 15g　　　生姜 50g　　　炙甘草 6g

7 剂，水煎服，1 日 3 次。

五诊（2019 年 3 月 30 日）：晚睡，耳鸣，脉劲。

处方：

白顺片 60g（先煎 2 小时）　　　肉桂 20g　　　淫羊藿 20g

西砂仁 15g　　　黄柏 15g　　　天麻 20g　　　牛膝 30g

木蝴蝶 20g　　　生龙骨 30g（先煎）　　　　生牡蛎 30g（先煎）

醋龟甲 20g（先煎）　　　　朱茯神 15g　　　生姜 50g

炙甘草 6g

14 剂，水煎服，1 日 2 次。

六诊（2019 年 5 月 10 日）：睡眠不好，时咳嗽，脉右关滞，左脉劲。

处方：

桂枝尖 15g　　　生白术 20g　　　陈皮 15g　　　法半夏 20g

西砂仁 15g　　　白豆蔻 15g　　　木香 15g　　　海螵蛸 20g

五灵脂 15g（包煎）　　　　天麻 20g　　　紫菀 15g

石菖蒲 20g　　　生苦杏仁 15g（打碎）　　　南山楂 20g

朱茯神 15g　　　生姜 30g　　　炙甘草 5g

7 剂，水煎服，1 日 3 次。

七诊（2019 年 6 月 19 日）：右侧头胀，右耳鸣，耳鸣时头晕，睡眠好转，纳可，大小便正常。右关滞，脉劲滑。

处方：

桂枝尖 15g　　　生白术 20g　　　陈皮 15g　　　法半夏 20g

西砂仁 15g　　　白豆蔻 15g　　　木香 15g　　　海螵蛸 20g

五灵脂 15g（包煎）　　　　　天麻 20g　　　　南山楂 20g

朱茯神 15g　　　生姜 30g　　　炙甘草 5g

14 剂，水煎服，1 日 3 次。

八诊（2019 年 7 月 10 日）：睡眠欠佳，饮酒后血压高。脉劲滑，苔白腻。

处方：

天麻 20g　　　生白术 20g　　　肉桂 20g　　　淫羊藿 20g

西砂仁 15g　　　黄柏 15g　　　法半夏 20g　　　牛膝 30g

生龙骨 30g（先煎）　　　　　生牡蛎 30g（先煎）

朱茯神 15g　　　生姜 50g　　　炙甘草 6g

7 剂，水煎服，1 日 3 次。

九诊（2019 年 7 月 25 日）：咳嗽一周，夜间咳多，纳可，大小便正常。脉右滑，左脉劲，苔薄白。

处方：

紫菀 15g　　　生苍术 20g　　　陈皮 15g　　　法半夏 20g

白芷 15g　　　石菖蒲 20g　　　生苦杏仁 15g（打碎）

浙贝母 15g　　　桔梗 15g　　　瓜蒌皮 20g　　　南山楂 20g

朱茯神 15g　　　生姜 30g　　　炙甘草 5g

7 剂，水煎服，1 日 3 次。

十诊（2019 年 8 月 21 日）：苔薄白，脉劲。

处方：

白顺片 60g（先煎 2 小时）　　　生白术 20g　　　肉桂 20g

淫羊藿 20g　　　西砂仁 15g　　　黄柏 15g　　　天麻 20g

生龙骨 30g（先煎）　　　　　生牡蛎 30g（先煎）

朱茯神 15g　　　生姜 50g　　　炙甘草 6g

7 剂，水煎服，1 日 3 次。

按照上方加减，又调理月余，无头晕，头胀，睡眠可，血压恢复正常，脉劲变为沉而有力。

按：人体的健康如果用阴阳来描述，是有一个固定模式的，用老子的一句话讲就是："万物负阴而抱阳，冲气以为和。"也就是内阳而外阴。该患者以面部长痘、失眠以及高血压引起的头晕头痛头胀就诊，四诊合参，患者由于长期晚睡，导致阳气的收藏障碍，久久则浮越于外，故引起头胀头晕头痛。睡眠乃阳入阴之象，阳不能入阴自然不能寐，气行则血行，气行于上则血亦行于上，故血压随之升高，故脉象沉取劲而有力，阳不潜藏之象也。内部阴阳不和则易招外邪，邪气滞留于皮毛则太阳之开受阻，太阳之本气为寒，所以邪气入太阳则化为寒邪，肺被寒邪所伤，则宣发肃降的功能失职，故咳嗽胸闷。秋冬则咳嗽不止，皆因秋冬阴气渐起寒气渐盛，肺感寒则咳。脉象浮紧，浮仍太阳之脉，紧乃寒气之象。按伤寒治疗之次第我们应先解太阳，之后导阳下行，引阳入阴，使阴阳和合于内，则失眠、头胀头晕自然能解，血压自然能降。

治疗高血压要抓住阳主阴从这一主导思想，阳升则阴升，阳降则阴降，抓住了阳就抓住了阴，阴随阳的变化而变化，气为血之帅，血为气之母，二者如影随形，知道了主从也就抓到了根本。而在临床上的高血压有阳不降，也有阳不升，总要四诊和参，整体把握。

（五）全身浮肿

岳某，女，66 岁。

首诊（2018 年 8 月 1 日）：主诉全身浮肿、疼痛伴咳喘 3 年。症见患者全身颜面四肢重度浮肿，咳嗽、气喘，耳鸣、头晕头痛，心慌、气短，头面部、胸口阵发性发热、灼烧感，出汗，肩背关节发冷、疼痛。上腹部有空虚感，下腹坠胀，觉腹腔内脏有下坠。纳差，食后腹胀，反酸嗳气，饮食皆无味，腹部凉，怕冷。大便稀，小便细小少，口苦口干，不欲饮，睡眠不好，夜间胸口出汗多，乏力，下半身怕冷。舌红，苔薄白，脉沉无力。

既往史：多发性脉管炎 3 年（大量激素治疗）、肾功能不全、肺气肿、哮喘、高血压。

分析：此患者病情较为复杂，多病、多证同时出现，但从中医的角度分析，此患者属于长期中土失运，寒湿中阻，脾升胃降失职，出现肝脾内陷，胆胃上逆。加之下焦寒湿亦甚，相火离位，出现寒热错杂，水火不能相济，心肾不能相交，天地否塞，生机化机皆不足。治应先化中焦寒湿，消除痞塞，让脾升胃降，中土能运，随之木升，胆降，升降之机恢复自然。

处方：

桂枝尖 15g	生白术 20g	陈皮 15g	法半夏 20g
西砂仁 15g	白蔻仁 15g	海螵蛸 20g	五灵脂 15g
木香 15g	小茴香 20g	南山楂 20g	朱茯神 15g
生姜 30g	炙甘草 5g		

14 剂，水煎服，1 日 3 次。

方义：运化中土。桂枝法乃桂枝汤演化而来。桂枝汤为群方之祖，乃调和阴阳第一方也。桂枝尖可调升降，让清阳能升，浊阴能降，肝脾随之而升，胆胃随之而降。白术、二陈、砂、蔻运化中焦寒湿，开启三焦闭塞，使中土能运。海螵蛸、五灵脂可以分清别浊、分化水土。木香、小茴香芳香醒脾疏木。南山楂合二陈可化瘀滞。生姜为先锋，开中化水湿，通神明，合朱茯神安神定志，让君火能明。

二诊：上方服用 14 剂，腹胀明显减轻，乏力好转，内脏下坠感消失。小便量较前增多，夜尿 2 次，大便稍硬，睡眠改善，心悸、头晕改善，行走有轻飘感，胸口热，出汗减轻，后背四肢仍冷疼痛，口苦口干，水肿有消退，苔白，脉滑。

处方：

白顺片 60g（先煎 2 小时）	生白术 20g	肉桂 20g
西砂仁 15g	松节 20g	杜仲 20g	淫羊藿 20g
黄柏 15g	朱茯神 15g	生龙骨 30g（先煎）
生牡蛎 30g（先煎）	生姜 50g	炙甘草 5g

14 剂，水煎服，1 日 3 次。

方义：中焦寒湿得化、脾土能运，速用四逆纳下之法引浮越之相火归位。只有相火归位，才能发挥其温煦、卫外之功，同时温化下焦寒湿。白顺片、肉桂、西砂仁、淫羊藿、黄柏、生姜、炙甘草是引龙潜海之意，加松节、杜仲可以引阳化关节筋膜之寒湿。相火归位，坎阳得温，坎水浮腾，水火既济，化出后天之中气，加用白术补益脾土，土厚才能伏火，水土合德，后天世界自然运转。

三诊：上方加减服用月余后，胸口潮热出汗明显减轻，后背四肢发冷减轻，头晕心悸好转，关节疼痛减轻。但仍觉腹冷、乏力，当继续以附子大温坎水，让先后天都得真阳之温暖，则生机化机能得以增强。

处方：

白顺片 60g（先煎 2 小时）　　生白术 20g　　党参 30g

黄芪 30g　　　西砂仁 15g　　　茯苓 15g　　　肉桂 20g

干姜 20g　　　生姜 30g　　　　炙甘草 5g

14 剂，水煎服，1 日 3 次。

四诊：服上方后腹冷进一步减轻，四肢后背发冷也好转，乏力明显好转，行走不再气喘。后继续以上方加减调理月余，患者精神、体力明显恢复。后继续在四逆法的基础上填精纳气，让经气互化。

处方：

白顺片 60g（先煎 2 小时）　　生白术 20g　　党参 30g

黄芪 30g　　　西砂仁 15g　　　肉桂 20g　　　巴戟天 20g

淫羊藿 20g　　菟丝子 20g　　　生姜 50g　　　炙甘草 6g

14 剂，水煎服，1 日 3 次。

按：患者服用中药至 2019 年 4 月，明显好转，可以说治疗前和治疗后判若两人。患者自诉身体好过 3 年前，这 3 年多除了看病一直未出过门，遂外出旅行，到峨眉山能一口气能上金顶，让其女儿不敢相信。患者回来后复诊时再问其病情，怀疑自己是否真的患有多发性脉管炎，因医生告知其脉管炎不能治愈，只能终身服用激素控制。但现今降压药已停服，血压正常，到协和检查肾功能完全正常，血脂恢复正常，主管医生已经把激素由 8 片减为 2 片，其余诸药均已停用。

此例病案我感触很深，因治疗时间很长，到最后几乎忘了患者都曾有哪些病，不是患者问起都没有留意。

中医有自己认识生命认识疾病的机制——阴阳，患者虽然多病多症，我们只要从中提取我们需要的东西，那就是阴阳。阴阳在人体的表现多数会以寒热的形式出现，此患者胸口发热出汗，下肢后背发冷疼痛，这就是一种寒热格局的形式，是一种不健康的阴阳模式，内寒外热，阳根浮在外，阴寒盛于内。万病都在这样一种模式下酝酿出来，她有再多的病、再多的证都不奇怪。这种模式用《易经》中的卦象表示就是否卦，它提示天地不交万物不通，阴阳不能交合，万物多死。明白了这个理，也就见怪不怪啦。

治疗就是恢复生命的健康模式，恢复阴阳的健康模式，就是否极泰来，恢复到泰卦，内阳外阴，阳能归根，精气互化。

　　具体的操作还要回到伤寒六经上来，脉象症状上看，可以排除三阳病。而腹满，食不下是太阴的主证，所以要先开太阴，太阴开了，浮在外的阳才能纳下归根，归根才能复命，所以用了桂枝法开中。正如老子讲的："夫物芸芸，各复归其根。归根曰静，静曰复命。复命曰常，知常曰明。不知常，妄作凶。"命都能复，病又怎么不会好呢？！患者来来回回都在调整阴阳，未曾离开过阴阳，自始至终没有考虑过西医的病，但一切病与症状都在跟着阴阳走，而不是我们跟着病和症状走。《黄帝内经》有言："阴阳者，天地之道也，万物之纲纪，变化之父母，生杀之本始，神明之府也，治病必求于本。"这个本就是本于阴阳，阴阳变一切都会变。医圣张仲景也讲："阴阳自和者必自愈。"此患者的治疗完全应用的是阴阳的思维，我们看到治疗的效果也是跟着阴阳的变化而变化。

（六）小儿咳喘

　　周某，女，8 岁，沈阳人。

　　首诊（2018 年 11 月 21 日）：患儿因反复肺炎住院输液治疗 2 年，后期 1 到 2 个月就肺炎一次，每次住院输液 20 多天到 1 个月，住院次数越来越频繁，咳嗽气喘也逐渐加重，整日乏力，不愿动，一到晚上则咳喘发作。其已停学半年多，父母甚是着急，检查示左肺下叶缩小，心急如焚，则进京治疗。近期 CT 检查示左肺下叶有缩小，支气管镜检查考虑痰栓堵塞。患儿经常子时出现咳嗽，气喘，胸闷，胸口痰鸣音，时有呕吐，大量痰，上半夜出大量汗，纳可，大便干，2～3 日一行，小便正常，面黄轻度浮肿，乏力，声低，不愿动。舌淡，苔白，脉右浮紧，左脉寸滑。

　　处方一：

紫菀 10g	生苍术 10g	陈皮 10g	法半夏 10g
白芷 10g	石菖蒲 10g	生苦杏仁 10g（打碎）	
浙贝母 10g	桔梗 10g	瓜蒌皮 10g	南山楂 10g
生姜 15g	炙甘草 3g		

7 剂，水煎服，1 日 3 次。

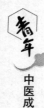
处方二：

桂枝尖 10g　　生苍术 10g　　陈皮 10g　　　法半夏 10g

白芷 10g　　　石菖蒲 10g　　紫菀 10g　　　生苦杏仁 10g（打碎）

桔梗 10g　　　瓜蒌皮 10g　　南山楂 10g　　生姜 15g

炙甘草 3g

7 剂，水煎服，1 日 3 次。

二诊（2018 年 12 月 12 日）：白天咳嗽，有痰，晚上出汗减少，晚上咳喘明显缓解，纳好转，大小便正常，脉浮滑。苔白腻，苔白。继续疏导肺络，化痰饮。

处方：

陈皮 10g　　　生苦杏仁 10g（打碎）　　生姜 15g　　法半夏 10g

南山楂 10g　　炙甘草 3g　　　　　　　紫菀 10g　　石菖蒲 10g

瓜蒌皮 10g　　白芷 10g　　　　　　　桔梗 10g　　浙贝母 10g

生苍术 10g

14 剂，水煎服，1 日 3 次。

三诊（2018 年 12 月 30 日）：咳嗽明显减少，偶有痰，晚上无咳喘发作，能平安入睡，精神明显好转，纳欠佳，大便两日一行，脉紧数，有汗出。

立法：通络化痰，运化中焦，分化水土。

处方一：

紫菀 10g　　　生苍术 10g　　陈皮 10g　　　　　法半夏 10g

石菖蒲 10g　　西砂仁 10g　　生苦杏仁 10g（打碎）　浙贝母 10g

桔梗 10g　　　瓜蒌皮 10g　　南山楂 10g　　　　生姜 15g

炙甘草 5g

7 剂，水煎服，1 日 3 次。

处方二：

桂枝尖 10g　　　　生苍术 10g　　陈皮 10g　　法半夏 10g

西砂仁 10g　　　　白豆蔻 10g　　木香 10g　　海螵蛸 10g

五灵脂 10g（包煎）　南山楂 10g　　生姜 15g　　炙甘草 3g

7 剂，水煎服，1 日 3 次。

四诊（2019 年 1 月 17 日）：无咳嗽，大便 1 ～ 2 日一行，大便干，纳可，晚上出汗减少，脉浮紧数，苔薄白。

立法：因脉紧，知太阳仍有寒邪。继续疏导肺络化痰浊，恢复太阳气化，让寒邪外出。

处方一：

紫菀 10g	生苍术 10g	陈皮 10g	法半夏 10g
西砂仁 10g	石菖蒲 10g	生苦杏仁 10g（打碎）	浙贝母 10g
桔梗 10g	瓜蒌皮 10g	厚朴 10g	南山楂 10g
生姜 15g	炙甘草 5g		

14 剂，水煎服，1 日 3 次。

处方二：

桂枝尖 10g	生苍术 10g	陈皮 10g	法半夏 10g
石菖蒲 10g	紫菀 10g	生苦杏仁 10g（打碎）	桔梗 10g
瓜蒌皮 10g	南山楂 10g	生姜 15g	炙甘草 5g

14 剂，水煎服，1 日 3 次。

五诊（2019 年月 24 日）：吃睡好，大小便正常，无咳嗽，面色黄白,，口唇干。苔白腻，脉浮数。

立法：脉浮太阳病也，无咳喘，只需解表化寒，面无红润，加强中焦运化，气血则能自化。

处方一：

桂枝尖 10g	生苍术 10g	陈皮 10g	法半夏 10g
白芷 10g	石菖蒲 10g	朱茯神 10g	南山楂 10g
生姜 15g	炙甘草 3g		

7 剂，水煎服，1 日 3 次。

处方二：

桂枝尖 10g	生苍术 10g	陈皮 10g	法半夏 10g
西砂仁 10g	白豆蔻 10g	木香 10g	南山楂 10g
朱茯神 10g	生姜 20g	炙甘草 3g	

14 剂，水煎服，1 日 3 次。

处方三：

西砂仁 10g　　紫菀 10g　　生苦杏仁 10g（打碎）　桔梗 10g

瓜蒌皮 10g　　南山楂 10g　　朱茯神 10g　　　　生姜 15g

炙甘草 3g　　桂枝尖 10g　　生苍术 10g　　　　陈皮 10g

法半夏 10g　　石菖蒲 10g

7 剂，水煎服，1 日 3 次。

六诊（2019 年 5 月日）：近期感冒后又出现咳嗽，呼吸粗，有痰，吃睡好，大小便正常，苔白，两寸浮滑，余紧。

处方一：

桂枝尖 10g　　紫菀 10g　　生苍术 10g　　陈皮 10g

法半夏 10g　　白芷 10g　　石菖蒲 10g　　生苦杏仁 10g（打碎）

浙贝母 10g　　桔梗 10g　　瓜蒌皮 10g　　南山楂 10g

生姜 15g　　炙甘草 5g

14 剂，水煎服，1 日 3 次。

处方二：

紫菀 10g　　　生苍术 10g　陈皮 10g　　　　法半夏 10g

石菖蒲 10g　　西砂仁 10g　生苦杏仁 10g（打碎）浙贝母 10g

白芥子 10g（打碎）桔梗 10g　瓜蒌皮 10g　　　木蝴蝶 10g

厚朴 10g　　　南山楂 10g　生姜 20g　　　　炙甘草 5g

7 剂，水煎服，1 日 3 次。

按： 接诊时候询问病史，患儿起初是感冒发热，咳嗽起病，慢慢形成哮喘，夜间发作。按脉象浮紧，知病仍在太阳，太阳不开，则气化受阻，中焦受到影响则大量痰饮产生，充塞于肺与心下，咳喘发作。夜晚属阴时，阴病遇阴时则加重。面浮肿，舌苔水滑，乃三焦气化失职。治疗上应先开太阳，化痰通络，恢复三焦气化，则咳喘能平，不张之肺叶亦能张。

考虑到出汗较多，先拟紫菀法疏导肺络，化痰浊，后加桂枝加强气化，以化水饮。

经六诊药服完后未再出现咳喘，饮食睡眠均正常，已经恢复上学。CT 检查双肺无异常。

患儿虽有左肺下叶不张，仍太阳闭塞日久，痰饮充塞其间，肺之宣发受阻，寒主收引，病久正气大虚，步步退缩，肺乃缩小。治疗上扶正祛邪，邪气外出，正气恢复，肺自能张开。治疗中抓住太阳，恰当时机运化中土，恢复中焦气化，心水气得化，则病可愈。

治疗的过程当中，穿着要防寒保暖，禁食生冷冰冻油腻之物。《伤寒论》太阳病篇中，特别强调了饮食禁忌。

（七）闭经

李某，女，44岁。

首诊（2020年3月4日）：月经未来半年，末次月经为2019年10月10日，近一个月早晨醒来心慌出汗，潮热，乏力，易发脾气，时后背心疼痛，上腹部不适，胀满，打嗝嗳气，泛酸，口气重，腹部稍胀，纳差，食稍多就胀，经常无饥饿感，睡眠时好时坏，小便正常，大便不规律，1～2日一行，时硬时黏，舌暗红，苔腻，无口苦口干，脉两关滑大有力，一直怕风怕冷。胃镜示反流性食管炎，慢性浅表性胃炎伴糜烂。

处方：

桂枝尖 15g	生苍术 20g	陈皮 15g	法半夏 20g
西砂仁 15g	白豆蔻 15g	海螵蛸 20g	五灵脂 15g
木香 15g	南山楂 20g	朱茯神 15g	厚朴 15g
生姜 30g	炙甘草 5g		

14剂，日1剂，水煎内服。

二诊：服药后上腹胀满减轻，时有反酸、嗳气，有口苦，食欲好转。余同前。

处方：

桂枝尖 15g	生白术 20g	陈皮 15g	法半夏 20g
西砂仁 15g	白豆蔻 15g	海螵蛸 20g	五灵脂 15g
木香 15g	南山楂 20g	朱茯神 15g	厚朴 15g
黄芩 15g	生姜 30g	炙甘草 5g	

7剂，日1剂，水煎内服。

三诊：上腹部胀满消失，时反酸嗳气，无口苦口干。潮热出汗稍缓，心慌仍有。二便畅。舌稍暗红，苔薄白。

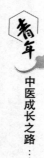

处方：

桂枝尖 15g	生白术 20g	陈皮 15g	法半夏 20g
西砂仁 15g	炒酸枣仁 20g	柏子仁 15g	海螵蛸 20g
五灵脂 15g	南山楂 20g	生龙骨 30g（先煎）	
生牡蛎 30g（先煎）	朱茯神 15g	生姜 30g	炙甘草 5g

14 剂，日 1 剂，水煎内服。忌生冷冰冻，忌油腻之物。

四诊：服药后潮热出汗明显好转，睡眠好转，脉象右寸关仍有浮大有力。考虑相火有不归位，拟引龙潜海之法。

处方：

白顺片 60g（先煎 2 小时）	生白术 20g	肉桂 20g	
西砂仁 15g	黄柏 15g	淫羊藿 20g	山茱萸 30g
生龙骨 30g（先煎）		生牡蛎 30g（先煎）	
天麻 15g	朱茯神 15g	生姜 50g	

7 剂，日 1 剂，水煎内服。

五诊：无潮热出汗，吃睡好，苔薄白，小腹稍坠胀，乳房稍胀，感觉要来月经。

处方：前方继续服用，经期加入生蒲黄。

5 月 4 日来经期，量多，5 天干净，有少许血块，少许腹痛。

按：患者初诊主诉为月经未至半年，为调经而来，从患者症状已经出现围绝经期症状，似要绝经，但年龄明显未到。除月经未至，患者最突出的症状就是上腹部的痞满胀以及嗳气打嗝，明显是中焦不运，脾不能升，胃不能通降的太阴证候，中土不运则土无信可言，应先调中运中。

潮热出汗仍经血受阻，不能下通，疏泄无道，上则出汗，血汗同源，汗得泄则血亦得泄，但久之心气亦逆，心火不降而心悸动不安。

总之，此患者中焦失运，久之则心火不降，相火亦失位，调理之关键在于中宫，在于太阴。

（八）失眠案一

王某，女，51 岁，新闻工作者。

首诊：患者失眠 10 余年，年轻时经常上夜班，几年后出现晚上亢奋，难于入睡，渐渐靠服用安眠药维持，已绝经。目前靠服用安眠药能睡 4 小时左右，时有心悸，胸口闷，特别乏力，易累，纳差，晚上基本不食，稍食就胀，无饥饿感，大便量少，日1～2次，不畅，粘马桶。面色稍暗黄。舌淡红，苔薄白。脉右关滞，尺沉，左寸浮滑大，左关滑，尺沉。

处方：

桂枝尖 15g	生苍术 20g	陈皮 15g	法半夏 20g
西砂仁 15g	白豆蔻 15g	海螵蛸 20g	五灵脂 15g
木香 15g	瓜蒌壳 20g	薤白 20g	南山楂 20g
厚朴 15g	朱茯神 15g	生姜 30g	炙甘草 5g

忌生冷冰冻，忌油腻之物，避风寒。

二诊：上方加减服用月余，胀满减，胸闷乏力好转，食纳增。睡眠亦有改善，大便偏干。

处方：

桂枝尖 15g	生白术 20g	陈皮 15g	法半夏 20g
西砂仁 15g	白豆蔻 15g	木香 15g	天麻 15g
厚朴 15g	火麻仁 20g	南山楂 20g	生龙骨 30g（先煎）
生牡蛎 30g（先煎）	木蝴蝶 20g	朱茯神 15g	生姜 30g
炙甘草 5g			

三诊：加减服用3周，胀满明显好转，大便顺畅，安眠药减为1片，能睡6小时左右，基本无乏力。脉象右关滑，不通之象明显减轻。左寸仍滑大。

处方：

桂枝尖 15g	生白术 20g	陈皮 15g	法半夏 20g
西砂仁 15g	炒酸枣仁 15g	柏子仁 15g	生龙骨 30g（先煎）
生牡蛎 30g（先煎）	南山楂 20g	朱茯神 15g	厚朴 15g
生姜 30g	炙甘草 5g		

忌生冷冰冻，忌油腻之物，避风寒。

上方加减服用月余，睡眠明显改善，偶尔服用1片安眠药，晚上能睡6到7小时。

按：患者年轻时经常上夜班，久而久之，这打破了阴阳出入的规律，不能与天地同步。所以出现阳不入阴，难以入睡。虽然服用安眠药，但心

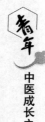

肾亦不能正常相交，二火不能正常往来，土中无火则不运不化，则中焦胀满，食纳减少，故右关脉滞而不通；离火不降则水自上炎，左寸浮滑独大，心肾不交则中气不能化生，则乏力气短。

治应先理中焦，恢复升降之职，后潜心阳让水火既济。此患者以调太阴，阳明为主，继用桂甘龙牡汤加减潜心阳，补离中之阴，使离火下降，完成阴阳合和，睡眠自然改善。

（九）失眠案二

王某，女，36岁。

首诊（2020年4月18日）：失眠1年余，近期失眠加重，经常彻夜难眠。胸口堵，感觉有痰，左胸疼痛，心悸，讲话多更明显，头两侧胀，白天头昏沉，困倦，晚上则头很清醒，想睡睡不着，无比痛苦，纳差，食不进，晨起打喷嚏，流鼻涕，月经量少，2天干净，末次月经4月6日，小便正常，大便量少。苔薄白，脉两寸浮大有力，左关滑，右关滞，两尺沉无力。

处方：收相火，降阳明。

天麻 15g	肉桂 20g	西砂仁 15g	黄柏 18g
淫羊藿 20g（先煎）	生龙骨 30g（先煎）		
生牡蛎 30g（先煎）	朱茯神 15g	牛膝 30g	
生磁石 30g（先煎）	生姜 50g	炙甘草 6g	

14剂，日1剂，水煎内服。忌生冷冰冻，忌油腻之物，避风寒。

二诊：服药后睡眠仍不好，晚上有困意，但仍难入睡。上腹部胀，纳差，稍食则胀，右胁刺痛，服药后排气多，大便排不尽，讲话多则左胸不适。舌大苔白腻，口干，头两侧有胀，右寸关浮大。

处方：开中。

桂枝尖 15g	生苍术 20g	陈皮 15g	法半夏 20g
西砂仁 15g	白豆蔻 15g	五灵脂 15g	木香 15g
南山楂 20g	朱茯神 15g	厚朴 15g	天麻 15g
生姜 30g	炙甘草 5g		

14剂，日1剂，水煎内服。忌生冷冰冻，忌油腻之物，避风寒。

三诊：服药后晚上能睡3～4小时，上腹部胀，枕部疼痛，大便较前顺畅。苔白腻，右脉浮大好转。

处方：上方加减继服14剂。苍术改为白术，加黄柏6g，肉桂20g。告之少食，食易消化之物。

四诊：服药后上腹部胀减轻，睡眠继续好转，晚上基本能睡4小时左右，胃口好转，头两侧胀，头顶时有疼痛，二便畅，苔薄白。右寸脉浮大，沉取较有力。

处方：相火尚未归位，以引龙潜海法收藏相火。

白顺片60g（先煎2小时）	肉桂20g	西砂仁15g
黄柏18g	淫羊藿20g	天麻15g	生龙骨30g（先煎）
生牡蛎30g（先煎）	木蝴蝶20g	生姜50g	炙甘草6g

14剂，日1剂，水煎内服。忌生冷冰冻，忌油腻之物，避风寒。

五诊：睡眠继续好转，能睡5～6个小时，不能食多，食多则胀。白天讲话太多，则左胸不适，出现心慌心跳，劳累后难于入睡。右脉浮大好转，左寸滑大数。

处方：潜心阳，补离中之阴，桂甘龙牡汤加减。

桂枝尖15g	生白术20g	陈皮15g	法半夏20g
西砂仁15g	炒酸枣仁15g	柏子仁15g	生龙骨30g（先煎）
生牡蛎30g（先煎）	南山楂20g	朱茯神15g	木蝴蝶20g
生姜30g	炙甘草5g

7剂，日1剂，水煎内服。忌生冷冰冻，忌油腻之物，避风寒。

服药后心悸好转，胸口不适好转。睡眠较稳定，每天6小时左右，上方继续服用。

按：患者在著名互联网公司工作，工作繁忙，经常工作到晚上十一二点，回到家经常是半夜一两点。前两年躺下就能睡着，但近一年难入睡，近期加重，早年熬夜，用脑过度，使得阳气只往上越，随着时间的推移，只出不入，如《黄帝内经》所讲有夏无冬，阳不归根，阴阳不能和合，自然无法入睡，阳聚于头部则头胀头痛。从脉象上看，患者相火离位，君火

卷三 左乔建：做一个讲理的中医

177

上越，中焦痞塞，水火相隔，治应让相火归位，君火下照，中土运转，让水火成既济之势，则睡眠可调。

　　单纯性的失眠乃君相二火不能相交，水火不能既济。在调理的过程中有时君相二火需同时调理，有时只需调理其中之一，但多数都会伴有中焦阻滞，升降失职，则必须调中同时进行。